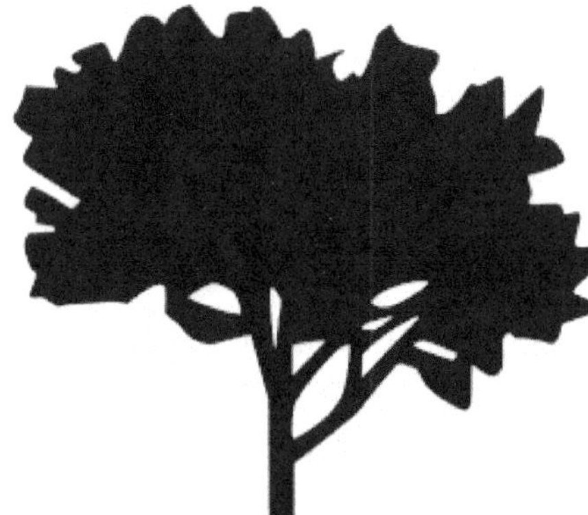

Salud + Sanar

Y Aceites Esenciales

ANDREW EDWIN JENKINS

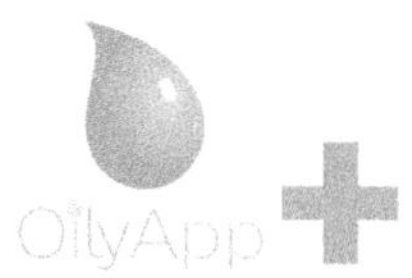

Salud y Sanar: Un Libro que Realmente Leerá Sobre los "Aceites de la Escritura Antigua." Derechos de autor 2019, Andrew Edwin Jenkins

Traducido en Español por Joseline Capre y Gladys Leonardo

Numero de ISBN = 9781654594305

¡Conéctese en línea!

Podcast-
OilyApp.com

Social-
www.Facebook.com/OilyApp
www.Facebook.com/OilyApp
www.Instagram.com/OilyApp

YouTube-
www.YouTube.com/Overflow

Website-
OilyApp.com
Jenkins.tv

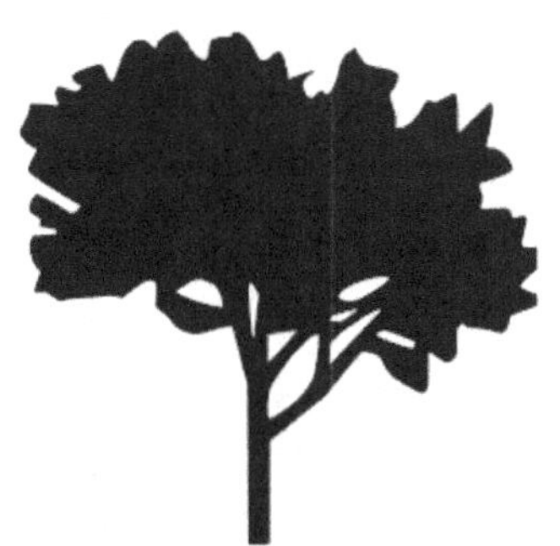

Contenido

¡UNA DESCRIPCIÓN GENERAL DE HACIA DÓNDE NOS DIRIGIMOS!

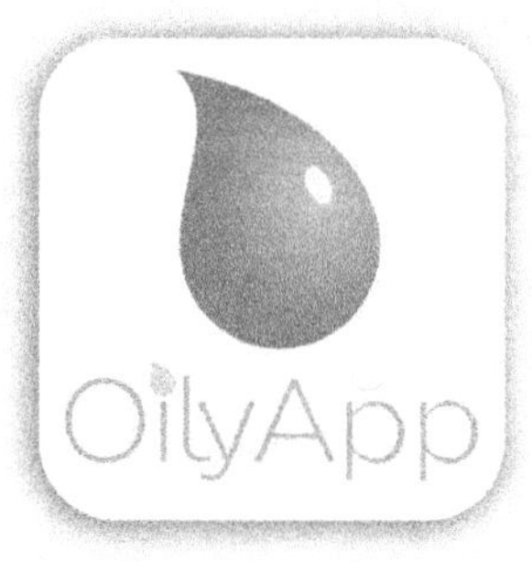

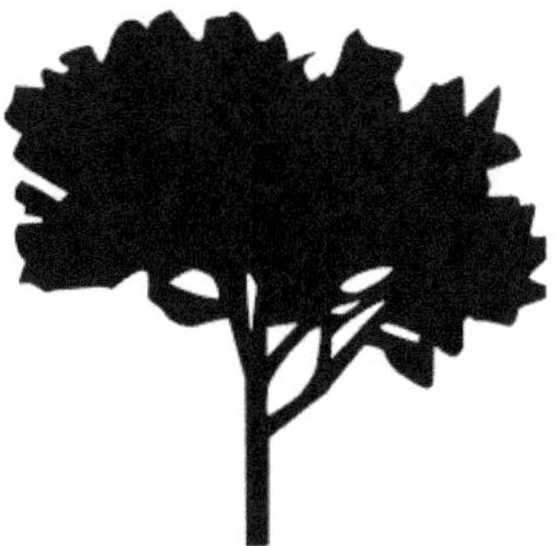

Introducción

SOBRE ESTE LIBRO + SOBRE ESTA SERIE

Creamos OilyApp (visite OilyApp.com para obtener más información) con el objetivo de informarle sobre la amplia gama de productos increíbles de Young Living. Nuestra aplicación es la única que Young Living Essential Oils aprobó a un tercero, pasando por un estricto control de cumplimiento que se revisa cada vez que la actualizamos.

OilyApp funciona bien con la misión declarada de Young Living de llevar aceites a todos los hogares del mundo. Una vez que los aceites llegan a los hogares, la gente se pregunta: ¿cómo los usamos?

Mientras que enviar un manual de consulta a todos es difícil (además, ¿quién quiere cargarlo siempre?), La mayoría de la gente tiene un teléfono inteligente. Y los libros no pueden hacer notificaciones de alertas, administrar su inventario personal o actualizarse cada vez que se lanza un nuevo producto.

Una aplicación es la solución perfecta.

Además, la aplicación fue creada por miembros reales (Ernie Yarbrough, uno de los fundadores, y su esposa son Royal Crown Diamonds). En otras palabras, fue construido por miembros para miembros.

El siguiente paso

Después de unos años de proporcionar a los usuarios OilyApp, se hizo evidente que se necesitaba otra más para los usuarios de productos y los creadores de negocios que querían pasar al "siguiente nivel". Ingrese a OilyApp +, una experiencia basada en la web diseñada para proporcionar a los usuarios información más relevante: cosas como instrucciones que podrían usar para aprender y / o educar a sus equipos, gráficos que fueran relevantes y educativos, y acceso a las guías Diamond +.

Creamos OilyApp + en menos de dos semanas desde su concepción.

Desde el principio, sabíamos que queríamos que la OA + incluyera cursos en video y guiones en línea, herramientas que podría usar para revisar y luego enseñar a su "gente" lo que estaba aprendiendo.

Después de algunas semanas, se nos ocurrió la idea: ¿qué pasaría si convirtiéramos los guiones en pequeños libros, para que la gente pudiera fácilmente repasar y usar para estudiar, dirigir a otros e incluso dar clases?

De ahí el título que tienes en tu mano.

El guión y los videos donde enseñamos el material están disponibles en OA + (acceda a todo en OilyApp.com).

Sobre este libro — >>> Salud + Sanar + Aceites

Eso nos lleva al tema de este libro.

En este libro (y en los videos) hablamos sobre milagros, oraciones y salud natural, todo en la misma sesión. Algunas personas piensan que elegir una es negar la otra o viceversa. Hemos aprendido que cada uno de estos elementos funcionan entre sí.

Encontrará que este libro es muy informativo y muy práctico. Y sacamos historias de la Biblia y le mostramos los aceites que usaron, y por qué …

También te mostraremos cosas como …

- El hombre con mayor probabilidad de hablar sobre el poder del Espíritu Santo (Lucas) también era médico. Y, el tipo que curó a un montón de personas (Pablo), también le enseñó a la gente cómo estar bien …

- Cuando Jesús envió a los discípulos, no solo los capacitó para realizar milagros, sino que también les hizo enseñar a las personas cómo ser y vivir bien.

Y hablaremos sobre temas que rara vez se hablan, como la unción, la imposición de manos y otras cosas que a menudo pasamos por alto.

¿Quiere saber más?

Pase la página. ¡Únase a nosotros en este viaje!

Definiendo los términos

A lo largo de este libro, por simplicidad ...

- *Sanar* se refiere a algo que Dios hace, algo sobrenatural.

- La *salud* se refiere a algo que hacemos, una elección que hacemos

Veremos que ambos realmente funcionan juntos.

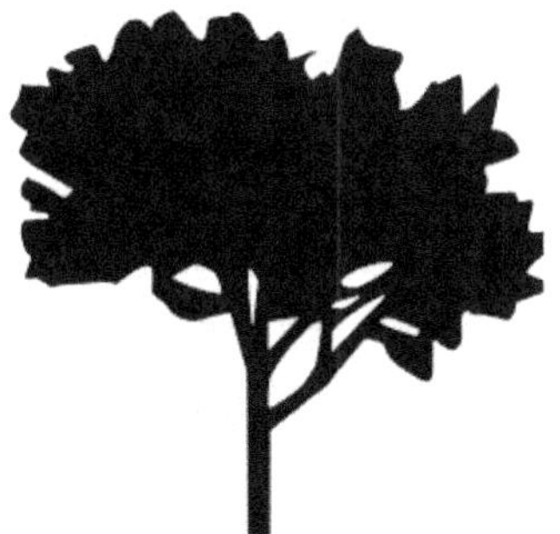

1. Diseñado para la Salud

FUISTE CREADO PARA VIVIR BIEN Y ESTAR BIEN

"[…] Y A UNO Y OTRO LADO DEL RÍO, ESTABA EL ÁRBOL DE LA VIDA, QUE PRODUCE DOCE FRUTOS, DANDO CADA MES SU FRUTO; Y LAS HOJAS DEL ÁRBOL ERAN PARA LA SANIDAD DE LAS NACIONES" (APOCALIPSIS 22: 2).

1. Cuando vemos que la curación se manifiesta en la tierra, en realidad estamos viendo descender el cielo, irrumpiendo en el mundo en el que vivimos:

- **Jesús les pidió a los discípulos que contaran a la gente que el Reino de Dios se había acercado cuando los sanaron** (Mateo 10: 7, Lucas 10: 9).

- Él mismo dijo que cuando expulsó a los demonios, **era una señal de que el Reino estaba presente** (Mateo 12:28, Lucas 11:20).

2. El profeta Ezequiel y el apóstol Juan aprendieron algo interesante cuando vieron el Árbol de la Vida en el cielo:

- **" y a uno y otro lado del río, estaba el Árbol de la Vida [...]; y las hojas del árbol eran para la sanidad de las naciones"** (Apocalipsis 22: 2).[1]

- "Árboles frutales de todo tipo crecerán en ambas orillas del río. Sus hojas no se marchitarán, ni sus frutos fallarán. Cada mes darán fruto, porque el agua del santuario fluye hacia ellos. **Sus frutas servirán como alimento y sus hojas para sanar"** (Ezequiel 47:12).

- Mientras que la mayoría de la gente piensa en el Árbol de la Vida, y su presencia en el cielo, en términos simbólicos, simplemente espiritualizándolo, debemos recordar que **la primera vez que vemos el árbol en Génesis es un árbol real en el mundo físico.** Adán y Eva podrían haber comido su fruto. Podrían haber trepado a este árbol o sentarse a la sombra. No fue simbólico; era real.

---

[1]La palabra "curación" aquí es traducida del griego therapeuo. Aprenderemos más sobre esta palabra más adelante. Por ahora, piensa en esto: ¿Por qué hay curación en el cielo?

3. La curación y el bienestar estuvieron presentes al principio, antes del pecado. Salud y bienestar no fueron el resultado del caos creado por la caída. La curación y la integridad ya existían:

- **Hace un momento mencioné que la curación nos muestra la presencia del futuro.** Es decir, vemos curación en el libro de Apocalipsis.

- **La curación, también nos muestra la realidad de nuestro pasado.**

4. En el Edén, Dios hizo plantas para comer, ¡y más!:

- Génesis 1: 29-30 dice: "Entonces Dios dijo:' Te doy cada planta con semillas en la faz de toda la tierra y cada árbol que tiene frutos con semillas. **Serán tuyos para la comida**. Y a todas las bestias de la tierra y a todas las aves en el cielo y a todas las criaturas que se mueven a lo largo del suelo, todo lo que tiene el aliento de vida en él, le doy a cada planta verde por comida. 'Y así fue'.

- **La palabra hebrea usada aquí, que traducimos como "comida", es** *oklah*.[2]

---

[2] El Viejo Testamento fue originalmente escrito en hebreo.

- *Oklah* incluye las cosas que comes, pero es más. *Oklah* incluye medicamentos. Tome nota, estos estaban aquí al principio.

- Vemos la misma palabra usada en Ezequiel 47:12 (ver la página anterior). La palabra *oklah*, en ambos casos, incluiría hierbas, tés y otros productos a base de plantas.

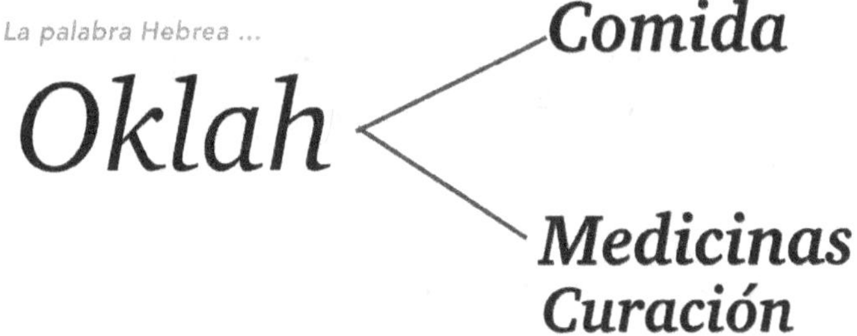

- **"...El Reino vegetal ofrece innumerables medicinas creadas por Dios, suficientes para tartar cada dolencia conocida por la humanidad.** En lugar de gastar miles de millones en investigación secular movida por el beneficio económico y centrada en la creación de nuevas drogas sintéticas, antibióticos, vacunas, y procedimientos quirúrgicos, nuestra investigación debe centrarse en descubrir, estudiar y aplicar la amplia gama de medicamentos que Dios ya ha dispuesto perfectamente para nosotros. "[3]

- **"Let your food be your medicine and your medicine be your food"** (Hippocrates).

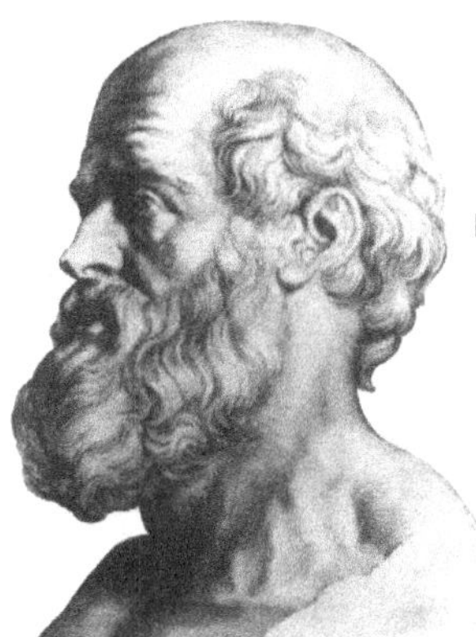

5. ¿Por qué la curación y el bienestar estaban disponibles en el jardín antes del pecado (especialmente si la enfermedad es el resultado de la caída)? ¿Y por qué está presente en el cielo?:

- **Fuimos creados para elegir el bienestar, al igual que fuimos creados para elegir la intimidad.** De hecho, creo

---

[3] David Stewart, *Healing Oils of the Bible*, p165.

que querremos elegir el bienestar cuando caminemos completamente en lo que Dios nos diseñó para ser.

- **"La perfecta voluntad de Dios no es curarte; su perfecta voluntad es que no te enfermes."**[4]

- **Hay diferentes tipos de curación, como veremos.** A menudo consideramos solo la curación "instantánea" como una forma válida de la ruptura del reino. Pero, veremos que elegir caminar por un patrón de salud e integridad también es una forma válida de curación, y fue utilizada por el Apóstol Pablo e incluso Jesús. De hecho, Jesús comisionó a sus discípulos para llevar esta forma de curación a los demás.

- En otras palabras: **fuimos creados para caminar en sanación, para experimentar salud y para disfrutar del mundo físico que nos rodea.**

- **Nuestra salud debe incorporar cada parte de nuestra persona: cuerpo, alma y espíritu.** Estamos creados para el bienestar total. Por lo tanto, no deberíamos limitar la salud de nuestros cuerpos, como a menudo lo hacemos. O, en el otro extremo, limitando la salud a nuestro espíritu.

---

[4] Dr. Henry Wright, *A More Excellent Way*, p12.

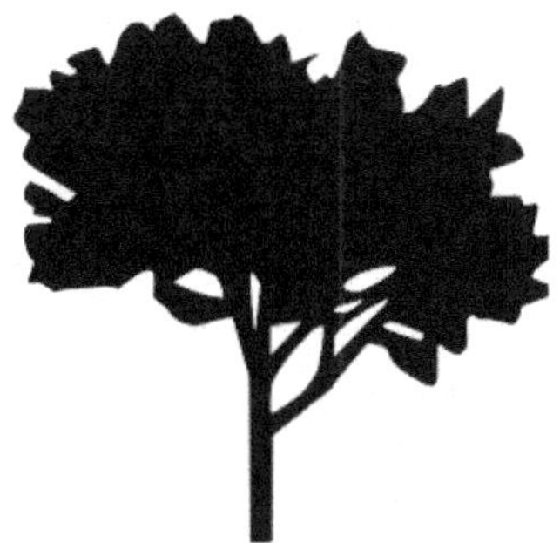

2. Salud y Curación

AMBOS DEMUESTRAN LA OBRA DE DIOS EN NOSOTROS

"AMADO, YO ORO PARA QUE PUEDAS PROSPERAR EN TODAS LAS COSAS Y TENER SALUD, ASÍ COMO TU ALMA PROSPERA" (3 JUAN 2).

"QUIEN PERDONA TODAS TUS INIQUIDADES, QUIEN SANA TODAS TUS ENFERMEDADES" (SALMO 103: 3).

1. Hay conceptos fundamentales que debemos creer sobre la curación:

- En este capítulo veremos que la **curación es más amplia de lo que a menudo pensamos.**

- **La curación puede ocurrir instantáneamente o "con el tiempo".** Puede suceder a través de lo que podríamos llamar un milagro, o tomando decisiones y hábitos saludables que elegimos hacer.

- **La curación involucra a la persona total, no solo al cuerpo físico.** Y, de hecho, la mayor parte de la curación se produce de "adentro hacia afuera", ya que el espíritu (la parte de nosotros que es uno con Dios) y el alma (nuestra mente, emociones, etc.) se abordan. Cuando esto sucede, muchas veces los síntomas físicos simplemente desaparecen.[5]

2. Tres palabras diferentes se refieren a "curación" en el Nuevo Testamento. Vamos a presentar dos de ellas a continuación:

- **Comprender por qué se usan diferentes palabras es importante a medida que comenzamos un ministerio de curación... mientras buscamos sanar.**

- **Aquí hay dos de las palabras griegas (el Nuevo Testamento fue escrito originalmente en griego y arameo) para sanar.[6]**

---

[5] He visto docenas de personas curadas simplemente perdonando a alguien. Además, he visto a muchas personas sanar cuando reciben una revelación de su identidad como hijos amados de un amoroso Padre Celestial..

[6] La discusión sobre las dos palabras griegas procede de: David Stewart's Healing Oils of the Bible. Ver p91.

- *Iaomai-* **significa curación "milagrosa" e "instantánea".** Así es como imaginamos con mayor frecuencia la curación de Jesús, aunque esta palabra solo aparece 30 veces en el Nuevo Testamento. (Véanse ejemplos en Mateo 8:13, Marcos 5:29, Lucas 8:47, Juan 12:40).

- *Therapeuo* **significa "servir, atender o esperar servilmente" y "sanar gradualmente con el paso del tiempo con cuidado".** Esta palabra aparece 40 veces en la Biblia, un poco más que las curas instantáneas que solemos asociar con los milagros. (Mateo 4: 23-24, Marcos 1:34, Marcos 6:13, Lucas 5:15, Hechos 5:16, Hechos 8: 7, Apocalipsis 22: 2).

3. Creo en y he visto iaomai (curación) de primera mano:

- Mi hermano perdió un ojo cuando era más joven. Se suponía que nunca podría ver. Hoy, **su ojo está completamente curado y lo ha estado por más de 35 años. Tiene alrededor de 40 años y aún no necesita gafas. Eso es** *iaomai*.

COMPRENDER POR QUÉ SE USAN DIFERENTES PALABRAS ES IMPORTANTE A MEDIDA QUE BUSCAMOS SALUD Y CURACIÓN.

- Mi hermana tuvo un fuerte soplo cardíaco cuando era pequeña. Mis padres la llevaron a un especialista en

Houston que diagnosticó la arritmia. Mi papá rezó y luego la llevó unas semanas más tarde. El médico le preguntó si podía usar los nuevos resultados para mostrarlos en sus clases junto a los resultados anteriores, uno para mostrar cómo se veía un corazón enfermo en papel y el otro para mostrar cómo se veía un corazón perfecto. **Todavía usan esos resultados más de 30 años después. De nuevo, eso es *iaomai*.**

- Mi tío murió dos veces en la UAB. Regresó. Dos veces. no lo resesitaron, lo reanimaron agresivamente. **El médico caminó a la sala de espera las dos veces y dijo: "Otro milagro". Eso fue hace más de 15 años. Otra *iaomai*.**

4. También creo que Jesús usa therapeuo, es decir, "medios naturales de salud" con el tiempo:

- Sí, creo que Jesús sana a las personas en el momento correcto. También, creo que Él puede hacer las cosas de otras maneras. Concretamente, **creo que Él puede usar medios naturales con el tiempo de la misma manera que también usa profesionales médicos y milagros. Es *toda* su curación, de todos modos.**

- **Ahora, diríamos que *todas* las curaciones de Jesús en la Biblia fueron milagros.** Ninguno de nosotros haría una lista y diría que esto no cuenta, que era normal, que era otra cosa ... ¡Esto no sería motivo de conversación!

- **Sin embargo, una de las palabras para "sanar" que se usa en los Evangelios nos muestra claramente que Jesús no siempre sanó de inmediato.** A veces, administró una serie de curaciones instantáneas y otras veces "probablemente enseñó a las personas a estar bien".

- **La palabra *therapeuo*, otra palabra traducida en inglés como "curativo", aparece significativamente más veces que *iaomai*. Esto nos muestra que, en realidad, podría haber un ligero énfasis aquí.**

5. Ambos tipos de curación ocurren en armonía unos con otros a lo largo del Ministerio de Jesús:

- **Mateo 8 ilustra este espectro curativo.** Concretamente, las historias en este capítulo nos dicen cómo Jesús cura a las personas. Examinaremos cada una de estas instancias y haremos algunas observaciones más sobre la curación en general. Veremos ambos tipos de curación.

- **Primero, vemos que Jesús cura absolutamente al instante.** En uno de sus primeros milagros, Jesús va a la casa de Pedro.

  - Allí, vemos que la suegra de Pedro está enferma con fiebre. Sorprendentemente, Jesús le toca la mano, la fiebre desaparece y ella les sirve la cena (8:15). Él la cura en un momento.[7]

  - Este es un ejemplo de *iaomai*- al igual que mi hermano, mi hermana y mi tío.

---

[7] Probablemente estaba mortalmente enferma, no se trataba solo de un caso de "temperatura más alta de lo normal". Creo que estaba en su lecho de muerte.

- **Segundo, vemos que Jesús enseña a las personas a estar bien.** Las noticias sobre la suegra de Pedro se extendieron rápidamente, y la gente del pueblo comenzó a ir a la casa. Así es como se lee: " Al atardecer, le llevaron muchos endemoniados, y con una sola palabra expulsó a los espíritus, y sanó a todos los enfermos" (Mateo 8:16).

  - **Él los cura a todos**, según la Biblia (8:16).[8]

  - La frase "con una palabra ... sanó a todos los que estaban enfermos ..." significa literalmente, según la mayoría de los comentaristas de la Biblia que he verificado, **"Él les enseñó a estar bien"** (8:16).

  - ¿Quieres adivinar qué palabra griega se usa allí en el Nuevo Testamento? Así es, *therapeuo*, la segunda palabra para curar.

iaomai

"

15 ÉL TOCÓ SU MANO Y LA FIEBRE LA DEJÓ, Y ELLA SE LEVANTÓ Y COMENZÓ A ESPERARLO.

therapeuo

16 CUANDO LLEGÓ LA NOCHE, MUCHOS DE LOS QUE ESTABAN POSEÍDOS POR DEMONIOS FUERON TRAÍDOS A ÉL, Y EXPULSÓ A LOS ESPÍRITUS CON UNA PALABRA Y CURÓ A TODOS LOS ENFERMOS.

"El le enseñó a estar bien"

"

---

[8] Aquí está la pregunta más grande de hoy: ¿Por qué no se curan todas las personas ahora? Claramente, algunos no están curados. Y, el Salmo 103: 3 nos dice que nuestro Padre sana todas nuestras enfermedades y perdona todos nuestros pecados. Ambos. En el mismo grado. Completamente. Dado que nuestra realidad no coincide con lo que vemos en la Biblia, hemos pasado al "manejo de enfermedades" en lugar de tratar de entender por qué "todos" no están curados de "todas" las cosas. Ya no estamos buscando una cura y prevención. ¡Esto es extraño porque no cuestionamos si Él perdona o no todo pecado!

Dos palabras para sanar

	APARECE	SENTIDO	SUCEDE
IAOMAI	30 veces	Curación instantánea	Espontáneamente, en el momento
THERAPEUO	40 veces	Servir, atender o esperar servilmente, enseñándoles a estar bien	Intencionalmente, con el tiempo

6. También vemos ambos tipos de curación en el Ministerio del apóstol Pablo:

- Hechos 28: 7-9 nos dicen que sanó al jefe Publio, que estaba en su lecho de muerte, enfermo de disentería. **La Biblia detalla que Pablo lo *iaomai.*** Instantáneamente lo hizo estar bien.

- El resto de los isleños se reúnen en la cabaña, de la misma manera que fueron a Jesús después de que sanó a la suegra de Pedro. Lucas, un médico que viaja con Pablo, explica **que Pablo luego *therapeuo* toda la isla.** Es decir, les enseñó a vivir bien.

> "
>
> PABLO ENTRÓ A VERLO Y, DESPUÉS DE LA ORACIÓN, COLOCÓ SUS MANOS SOBRE ÉL Y LO CURÓ.
>
> **iaomai**
>
> 9 CUANDO ESTO SUCEDIÓ, EL RESTO DE LOS ENFERMOS EN LA ISLA VINIERON Y FUERON CURADOS.
>
> **therapeuo**
>
> — *Hechos 28: 8-9 NVI*
>
> "

7. Esto es lo que queremos decir con que Jesús sana de dos maneras:

- **A veces, Jesús sana al instante. Otras veces, enseña a las personas a estar bien.**

- Tome nota, **a veces Jesús nos toca y somos cambiados *drásticamente* en ese momento. Otras veces, nos imparte su sabiduría para que podamos cambiar por nosotros mismos.**

Lo que significa...

IAOMAI	THERAPEUO
CURAR EL CÁNCER DE PULMÓN	Enseñar males de fumar
CURAR LA DIABETES	Mostrar cómo comer mejor
CURAR LOS STDs	Mostrar la belleza de la verdadera intimidad
CURAR MOLESTIAS FISICAS	¡Da instrucciones para estar vivo!

2. SALUD Y CURACIÓN

- **Piensa en lo que esto realmente significa.**[9]

    - Jesús puede sanar el cáncer de pulmón, pero Él, también, puede enseñarnos sobre los perjuicios de fumar.

    - Puede curar la diabetes. Él, también, nos muestra cómo comer mejor.

    - Él puede curarnos de Enfermedades de Transmisión Sexual. Además, nos proporciona instrucciones sobre cómo vivir vidas completas y saludables, así como experimentar la alegría de la verdadera intimidad.

---

[9]En Juan 5, leemos la historia de Jesús sanando al hombre que estaba paralizado junto al estanque de Bethesda. Probablemente conozcala historia bastante bien. Ha estado enfermo por 38 años. Como tal, se ha reunido en un lugar donde se reúnen muchas personas enfermas. Todos creían que quién saltara a la piscina primero, cuando las aguas se agitaran, sería sanado. Probablemente había visto a gente sanada porque le explicó a Jesús que no tenía a nadie que lo empujara cuando las aguas se agitaban.

"Alguien siempre salta delante de mí", dijo, excusando su condición.

Jesús le preguntó si realmente quería estar bien. El hombre ofreció excusas de por qué no podía estarlo. A pesar de las reservas del hombre, Jesús lo sanó. . Note que no puso las manos sobre el hombre; ¡Simplemente le ordenó que recogiera sus cosas y caminara! Eso es claramente *iaomai*.

Aquí hay una rareza: **luego leímos que el hombre ni siquiera sabía que era Jesús quien lo sanó,** ¡porque no está seguro de quién es Jesús! El hombre comienza a caminar inmediatamente. Bombardeado por los líderes religiosos. Lo reprenden por llevar su colchoneta en sábado. Un poco más tarde, Jesús se encuentra con el hombre (que, una vez más, ni siquiera sabe quién es Jesús), diciéndole "vete y no peques más, para que no te suceda algo peor" (¡peor que una enfermedad de 38 años!).

Aquí es donde creo que el concepto de *therapeuo* entra en juego: el hombre recibió una curación instantánea, un *iaomai*. Ahora, sin embargo, debe caminar en salud e integridad o puede enfermarse nuevamente. En otras palabras, *therapeuo* e *iaomai* no se oponen entre sí, siempre se complementan y mejoran.

- Él puede curarnos de las molestias físicas que hemos llegado a tolerar. ¡O podemos seguir sus instrucciones y experimentar lo que realmente significa estar vivo!

- **De la misma manera que he visto a *iaomai*, también he experimentado *therapeuo*.**

  - Hace unos años tenía un sobrepeso de 50 libras. Algunos de los síntomas que padecía:

    - Bajos niveles de energía.

    - No podía dormir bien por la noche (aunque parezca extraño, sin embargo, podía quedarme dormido en el sofá a media tarde).

    - Problemas digestivos (sangre en las heces, regularmente; episodios diarios con diarrea).

    - Falta de aliento, a pesar de que estaba haciendo ejercicio regularmente.

    - Me dolían los huesos, y apenas podía caminar, si me despertaba a media noche o cuando me despertaba a primera hora de la mañana.

    - Necesidad constante de orinar durante la noche (condujo a noches de insomnio).

- Incapacidad para perder peso, independientemente de mi nivel de actividad.

- Tomé la decisión de caminar en bienestar (*therapeuo*).

- Algunos avances ocurrieron al instante:

  - Dormí toda la noche- inmediatamente los ronquidos se habían ido.

  - Todos mis problemas de digestión mejoraron rápidamente. Creo que fue un ejemplo de *iaomai*.

- Otras victorias llegaron mientras continuaba caminando en bienestar, "saliendo" de mi curación:

  - Los niveles de energía aumentaron y continuaron aumentando.

  - Me hice más fuerte físicamente.

  - Mi pensamiento se hizo mucho más agudo.

  - El dolor muscular y articular disminuyó rápidamente.

- **Usted también podría estar "curado a medida que avanza", tal como yo y los diez leprosos que se**

encontraron con Jesús (*véase* Lucas 17: 12-19).[10] O como Naamán, el leproso en el Antiguo Testamento, que fue sanado instantáneamente (2 Reyes 5).[11] ¿Cuál es la diferencia? ¡Es toda su curación, de todos modos! ¡Para experimentar *therapeuo* casi siempre hay una acción asociada!

A Veces, la Curación se Produce al Salir

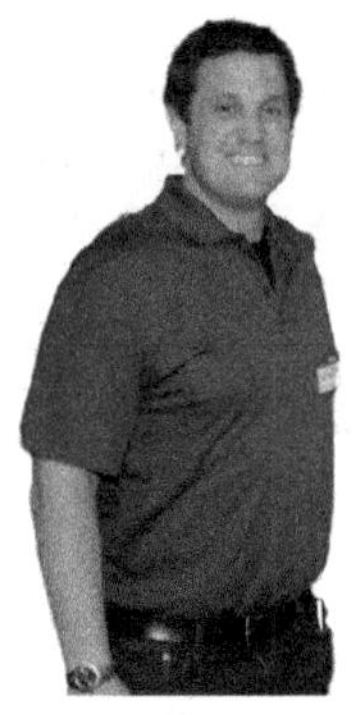

Malestar: muchos de los problemas que enfrenté fueron el resultado directo del estilo de vida que estaba viviendo.

¡PERDÍ 50 LIBRAS!

Bienestar: experimenté dos tipos de curación cuando comencé a vivir intencionalmente.

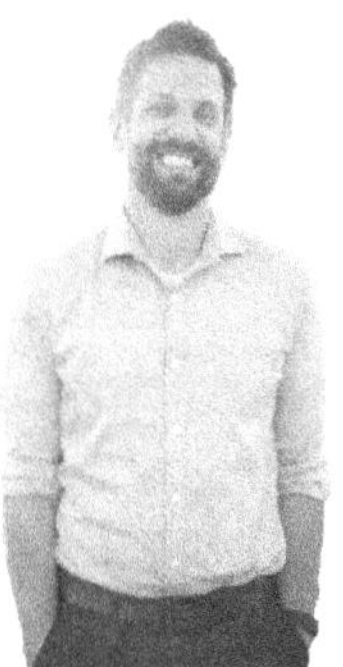

---

[10] Según mi experiencia, las personas a menudo se curan "gradualmente", mientras caminan en obediencia. Ganan más de la cosecha del Reino a medida que siembran más en los principios del Reino. Por ejemplo, piense en los diez leprosos que fueron sanados mientras obedecían a Jesús, caminando para mostrarse a los sacerdotes (y presumiblemente para ofrecer los sacrificios levíticos requeridos) (Lucas 17:14). En algunos casos, vemos que ambos métodos de curación funcionan juntos: el poder para la curación se otorga de inmediato, pero las personas deben apropiarse de él caminando en la curación.

[11] Sí, en cambio, podría haber sucedido al instante. Dios tenía el poder de hacer esto. Pero, creo que Dios estaba más interesado en usar esta situación para lidiar con el orgullo de Naamán. Ahora, esto no significa que Dios haya causado la lepra. Sin embargo, Naamán fue un hombre mejor, después porque estaba físicamente bien y había lidiado con el problema del orgullo. De la misma manera, soy mejor y más disciplinado, después de haber recorrido el proceso de curación en lugar de tener un cambio de salud instantáneo.

8. Fuimos diseñados para elegir la vida, para vivir bien:

- Es interesante que las hojas que traen curación se vean en el jardín antes de que el pecado ingrese en la ecuación (Génesis 1:29), así como después de que se resuelvan los efectos del pecado (ver Apocalipsis 22: 2).

    - ¿Por qué había hojas para sanar en el Jardín del Edén, antes de que el pecado entrara en la ecuación?

    - ¿Por qué vemos hojas "para la curación" en el cielo, donde ya no hay muerte ni pecado?[12] Mi pensamiento: la salud total es nuestro destino. Entonces, la salud ahora nos muestra una instantánea, aunque sea tenue, de nuestro futuro.

- **Parece que caminar en salud e integridad es una elección, de la misma manera que caminar en la intimidad es una opción.**

    - Adán y Eva eligieron caminar en relación con su Padre Celestial. No eran "robots" sin un libre albedrío.

---

[12] Genesis 1:29: " Y dijo Dios: He aquí que os he dado toda planta que da semilla, que está sobre toda la tierra, y todo árbol en que hay fruto y que da semilla; os serán para comer [oklah]." Recuerde, *oklah* es comida y medicina. Existían antes del inicio del pecado. Inicialmente pensé que Dios ya estaba haciendo provisión para el pecado. Sin embargo, Apocalipsis 22: 2 nos muestra que el árbol de la vida tiene una función interesante: "…de la una y de la otra parte del río, estaba el árbol de la vida, que lleva doce frutos, dando cada mes su fruto; y las hojas del árbol eran para la sanidad de las naciones" (énfasis añadido). Tenga en cuenta que existen propiedades curativas en el cielo, a pesar de que no hay pecado allí. Por cierto, la palabra usada en Apocalipsis 22: 2 es *therapeuo*.

- ¿También podrían haber elegido caminar en salud y bienestar? ¿Y no son esas elecciones, la intimidad con nuestro Padre y caminar en bienestar, las que debemos tomar incluso ahora?

9. La Iglesia está llamada a predicar el Evangelio del Reino, que ahora vemos, es más amplio que el perdón de los pecados:

- **Jesús ordenó a sus discípulos, y les dio poder.** "Entonces los envió a predicar el reino de Dios y a sanar a los enfermos" (Lucas 9: 2, por ejemplo).[13]

- **Observe el "tipo" de curación que Él les envía para demostrar y enseñar:**

  - Cuando Jesús envía a los 70, dice: "Y sanad a los enfermos que en ella haya, y decidles: Se ha acercado a vosotros el Reino de Dios." (Lucas 10: 9). La palabra que usa es *therapeuo*. No fueron solo para curar a las personas instantáneamente (lo que sabemos que hicieron desde otros lugares en todo el Nuevo Testamento). Se les dijo que enseñaran una forma de vida del Reino.

  - Notablemente, esta es la misma manera en que Él envió los 12 en Lucas 9: 1-2. Él "les dio poder y autoridad para expulsar a todos los demonios y

---

[13] They had to receive the healing, first- and then take it to others.

para sanar enfermedades". Estas dos acciones
(curación física y liberación espiritual) fueron
parte de la salvación completa que acabamos de
ver. Notablemente, "los envió a predicar el Reino
... y a curar a los enfermos" al mismo tiempo ".
La curación instantánea y la "curación en el
tiempo" no están reñidas.

- Vemos esta misma dinámica sucediendo en otros
  Evangelios. Mateo escribe que Jesús les dijo: "
  Sanad enfermos, limpiad leprosos, resucitad
  muertos, echad fuera demonios..."(Mateo 10:
  8). Mateo dice que Jesús le dijo *therapeuo* a los
  enfermos ... incluso mientras resucitaba a los
  muertos y liberaba espiritualmente a los
  oprimidos. La curación instantánea (*iaomai*) y la
  curación con el tiempo (*therapeuo*) están
  presentes.

Recuerda nuestras definiciones ...

La *curación* se refiere a algo que Dios hace, algo sobrenatural.

La *salud* se refiere a algo que hacemos, a las elecciones que hacemos.

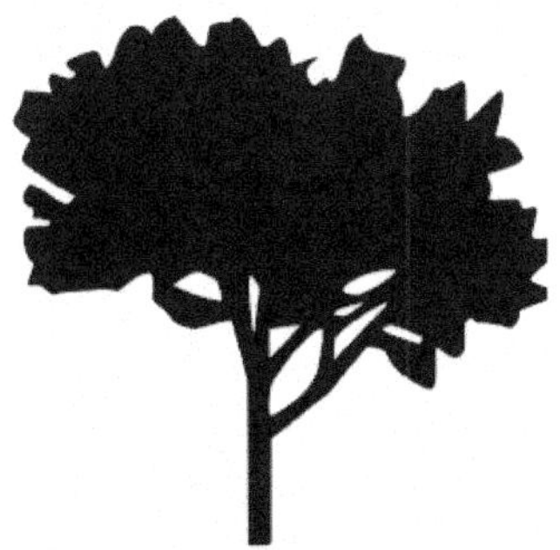

3. La Unción

LA IMPOSICIÓN DE MANOS FUE SIGNIFICATIVA EN LOS TIEMPOS BÍBLICOS

"Y ESTAS SEÑALES SEGUIRÁN A LOS QUE CREEN: EN MI NOMBRE ECHARÁN FUERA DEMONIOS; HABLARÁN EN NUEVAS LENGUAS; TOMARÁN EN LAS MANOS SERPIENTES; Y SI BEBIEREN COSA MORTÍFERA, DE NINGUNA MANERA LES HARÁ DAÑO; ELLOS PONDRÁN LAS MANOS SOBRE LOS ENFERMOS Y SE SANARÁN" (MARCOS 16: 17-18).

"HAY ALGUNO ENTRE USTEDES QUE ESTÉ ENFERMO? QUE LLAME A LOS ANCIANOS DE LA IGLESIA, Y QUE OREN POR ÉL, UNGIÉNDOLE CON ACEITE EN EL NOMBRE DEL SEÑOR. Y LA ORACIÓN DE FE SALVARÁ AL ENFERMO, Y EL SEÑOR LO LEVANTARÁ" (SANTIAGO 5: 14-15).

"ENTONCES SALIERON Y PREDICARON QUE LA GENTE DEBERÍA ARREPENTIRSE. Y ECHARON A MUCHOS DEMONIOS, Y UNGIERON CON ACEITE A MUCHOS ENFERMOS Y LOS SANARON" (MARCOS 6: 12-13).

1. Vemos aceites esenciales en toda la Escritura:

- **Los aceites esenciales son una parte integral del ministerio de curación en las Escrituras.** Tenemos tantos detalles sobre los aceites como sobre el bautismo, la Cena del Señor y algunas otras prácticas fundamentales en nuestra fe.

- Sin embargo, no nos damos cuenta de esto en nuestra cultura occidental de atención alopática.[14]

2. El Árbol de la Vida y los árboles en el Jardín del Edén estaban llenos del poder de nutrir la salud:

> LOS ACEITES ESENCIALES SON UNA PARTE INTEGRAL DEL MINISTERIO DE CURACIÓN EN LAS ESCRITURAS.

- Vea la Introducción, la explicación de *oklah* como "alimentos y medicinas". **La primera vez que Dios le dio**

---

[14] Cuidado alopático = medicina occidental. Consiste principalmente en el tratamiento de la enfermedad más que en la prevención. Se apoya fuertemente en medicamentos, productos farmacéuticos, intervenciones, etc.., en oposición a los cambios en el estilo de vida y los enfoques naturales.

plantas al hombre, les estaba dando comida y sanación.

- La "ley de primera mención" es un principio de estudio de la Biblia que significa que cada vez que vemos algo en las Escrituras, debemos **mirar a la primera vez que parece ver cómo debemos interpretarlo**. Esto debería afectar la forma en que vemos el mundo que nos rodea.

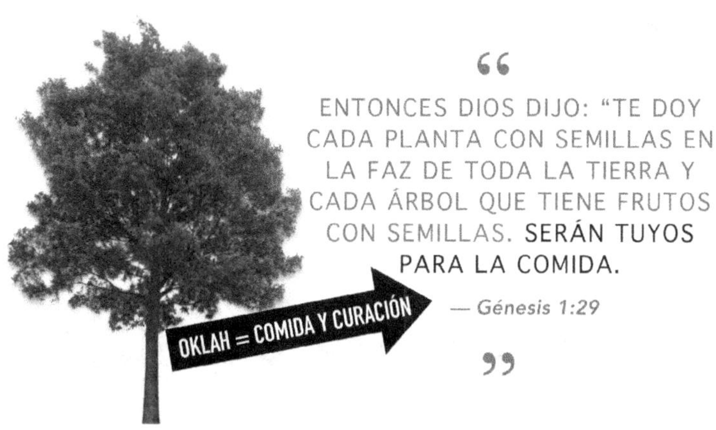

- **Las plantas no son solo comida; ellas nos están curando.**

3. Las propiedades curativas de las plantas se han utilizado a lo largo de la historia. Muchas culturas las han estado usando desde la creación:

> **"**
>
> LOS TEXTOS ANTIGUOS Y LA EVIDENCIA HISTÓRICA Y ARQUEOLÓGICA, INCLUIDOS LOS JEROGLÍFICOS EGIPCIOS, LOS MANUSCRITOS CHINOS, LOS REGISTROS DE LOS MÉDICOS GRIEGOS Y LAS REFERENCIAS BÍBLICAS, SUGIEREN QUE LOS ACEITES ESENCIALES HAN SIDO UNA PARTE INTEGRAL DE LA SALUD Y EL BIENESTAR DURANTE SIGLOS.
>
> — *Scott Johnson*
> *Surviving When Modern Medicine Fails*
>
> **"**

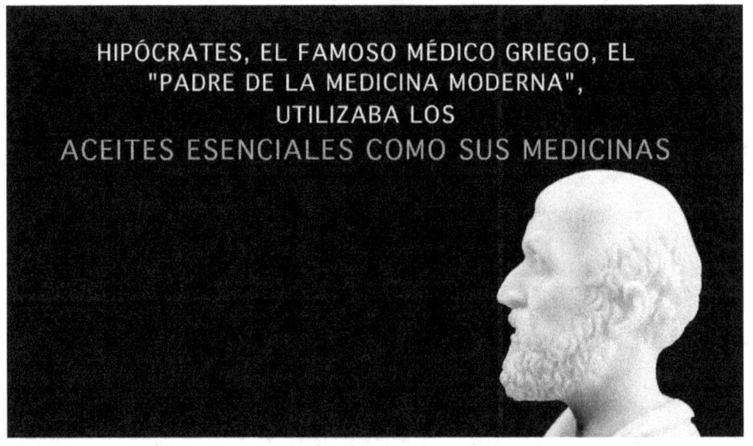

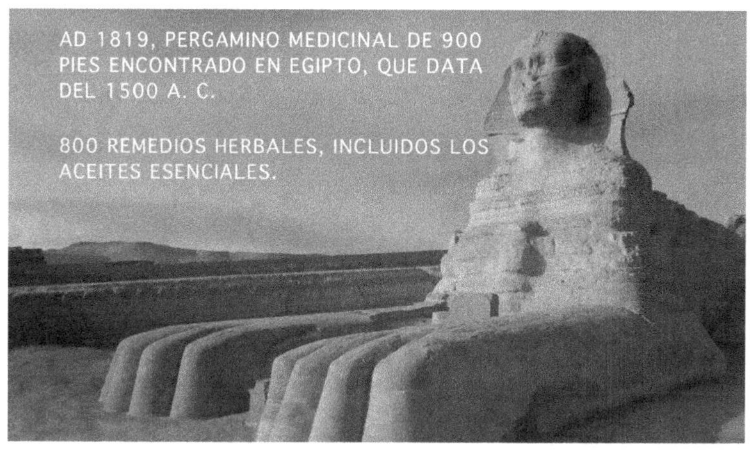
AD 1819, PERGAMINO MEDICINAL DE 900 PIES ENCONTRADO EN EGIPTO, QUE DATA DEL 1500 A. C.

800 REMEDIOS HERBALES, INCLUIDOS LOS ACEITES ESENCIALES.

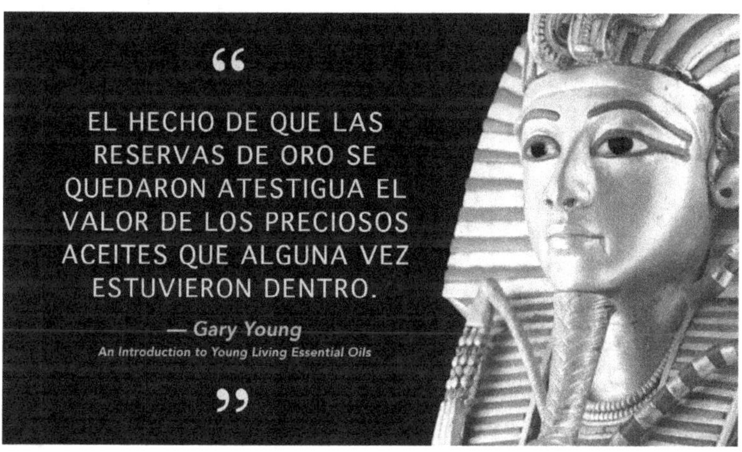
"
EL HECHO DE QUE LAS RESERVAS DE ORO SE QUEDARON ATESTIGUA EL VALOR DE LOS PRECIOSOS ACEITES QUE ALGUNA VEZ ESTUVIERON DENTRO.
— Gary Young
An Introduction to Young Living Essential Oils
"

3. LA UNCIÓN

- "Los textos antiguos y la evidencia histórica y arqueológica, (jeroglíficos egipcios incluidos), los manuscritos chinos, los registros de los médicos griegos y las referencias bíblicas, sugieren que los **aceites esenciales han sido una parte integral de la salud y el bienestar durante siglos.**"[15]

- **Hipócrates, un famoso médico griego, utilizaba aceites esenciales como medicamentos.**

- En 1819, **se encontró un papiro de 900 pies de largo en Egipto, que data del 1500 a. C. Se cree que es un "rollo medicinal**", y contiene más de 800 recetas y remedios herbales, así como referencias a aceites esenciales.[16]

- En 1922, se descubre la tumba del rey Tut. La tripulación que exploró la tumba encontró 50 frascos de alabastro (que habrían contenido 7 litros de aceite cada uno, haciendo un total de 350 litros). Los asaltantes se habían llevado el aceite pero habían dejado el oro. **"El hecho de que las reservas de oro se hayan quedado atestigua el valor de los preciosos aceites que alguna vez estuvieron dentro"**.[17]

---

[15] Scott Johnson, Surviving When Modern Medicine Fails, p8.

[16] Gary Young, An Introduction to Young Living Essential Oils, p3.

[17] Gary Young, An Introduction to Young Living Essential Oils, p3.

- **"Los reyes intercambiaban y compraban tierras, oro y esclavos con sus crudos aceites extraídos, porque eran más valiosos que el oro."**[18]

4. Desde Egipto hasta el Tabernáculo y a través del Antiguo Testamento, los aceites esenciales son fundamentales para lo que Dios estaba haciendo:

- **Hay 200 referencias a aceites esenciales solo en el Antiguo Testamento.**[19]

- Uno de los grandes puntos focales del Antiguo Testamento es el Tabernáculo.[20] **Dios dio instrucciones específicas sobre el Tabernáculo e incluso los aceites usados en él.** El Señor también dio instrucciones muy específicas sobre la construcción del Tabernáculo, los muebles y las reliquias que se colocarían dentro, y el adorno de los sacerdotes que administrarían sacrificios específicos.

-

-

---

[18] Gary Young, *An Introduction to Young Living Essential Oils*, p3.

[19] Revise el libro del Dr. Stewart "Healing Oils of the Bible" para obtener una descripción detallada.

[20] Particularmente en el tiempo de Moisés, vemos la prominencia de los aceites esenciales. Hay más de 200 referencias. La conexión egipcia tiene sentido al recordar que Moisés estaba inmerso en la tradición egipcia. Era un verdadero "príncipe de Egipto" y se crió como tal, hasta que huyó temiendo por su vida después de matar a un compañero egipcio en los campos.

- Asimismo, tenía claro que **esos sacerdotes debían ser ungidos con una mezcla específica de aceites esenciales que transmitió a Moisés:**

  - "Toma[a] también de las especias más finas: de mirra fluida, quinientos *siclos*; de canela aromática, la mitad, doscientos cincuenta; y de caña aromática, doscientos cincuenta; 24 de casia, quinientos *siclos*, conforme al siclo del santuario, y un hin[b] de aceite de oliva. 25 Y harás de ello el aceite de la santa unción, mezcla de perfume, obra de perfumador; será aceite de santa unción" (Éxodo 30: 23-25).

  - 500 shekels son aproximadamente un galón.[21] En efecto, Moisés estaba combinando lo siguiente:

    - Mirra: 1 galón (500 shekels).

---

[21] Ver la guía de "Essential Oils Pocket Reference", pg 6-7.

- Canela - 1/2 galón (250 shekels).

- Calamus- 1/2 galón (250 shekels).

- Cassia- 1 galón (500 shekels).

- Aceite de oliva: aproximadamente 1 y 1/3 galones ("un hin" es un poco más grande).

- Cuando se completó, tenía el equivalente a un cubo de cinco galones de aceite de unción. Si no lo racionaba, al aplicar el aceite de la unción, empaparía al hombre que se está ungiendo.

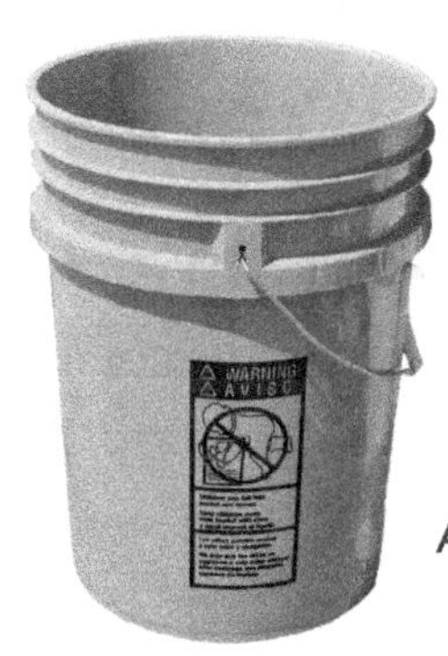

- Considere el pasaje anterior al Salmo 133: 1-3.

- Observe que el aceite fluye por la túnica cuando cae de la cabeza del sacerdote, se llena la barba y cae en el collar. **¡Eso es mucho *aceite*!**

- **Algunas personas en el Tabernáculo tenían el trabajo específico de mantener el aceite.** Eran conocidos como "perfumistas" (ver 1 Crónicas 9:30, Nehemías 3: 8).

- Leemos que el incienso del Templo tenía un olor dulce (*véase Éxodo 30: 25f.*). Notablemente, era común en aquellos días que las áreas públicas tuvieran aceites esenciales difundidos por todo el edificio. Los romanos limpiaron edificios públicos con ellos (veremos que los aceites pueden purificar las cosas al igual que las personas). En otras palabras, los **aceites esenciales eran de uso común culturalmente.**[22]

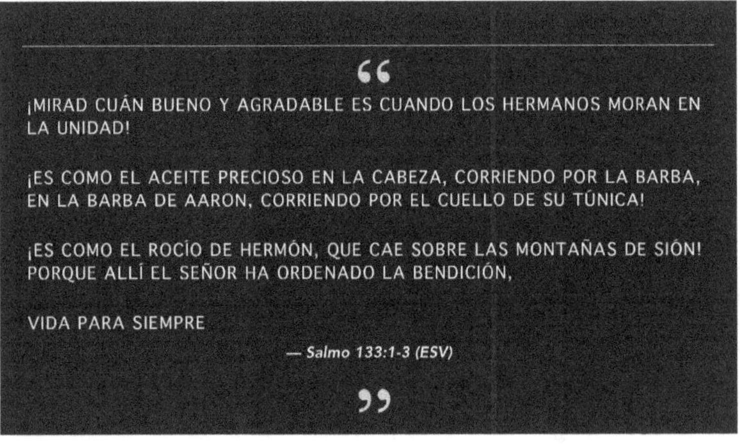

5. Incluso vemos aceites esenciales en la vida y Ministerio de Jesús:

---

[22] *Essential Oils Pocket Reference*, p5.

- **El nombre adicional de Jesús, Cristo, o Christos, significa "ungido". Cuando los sacerdotes y reyes fueron nombrados, fueron ungidos con aceites esenciales.**[23] Y, fueron puestos en su lugar para un propósito específico. Por supuesto, Jesús vino a salvarnos, lo cual discutimos anteriormente.[24]

- En su nacimiento, **los magos trajeron oro, incienso y mirra. Cabe destacar que dos de los tres elementos son aceites esenciales.** Los antiguos creían que el incienso tenía grandes propiedades curativas: era común que tanto los médicos como los curanderos llevaran incienso y mirra con ellos.[25]

  - "La mirra todavía es reconocida por su capacidad para ayudar con las infecciones de la piel y la garganta y para él rejuvenecimiento de la piel. Debido a su efectividad para prevenir el crecimiento de bacterias, la mirra también se usó para embalsamar."[26]

  - ¿Jesús usó la mirra con los leprosos? Teniendo en cuenta el hecho de que muchos curanderos

---

[23] ¿Cuándo fue ungido Jesús? Leemos que fue ungido por una mujer de la calle varias veces, incluso al comienzo de su ministerio y al final, preparándolo para la Cruz (ver Lucas 7: 36f y Marcos 14: 3f.). Estas instancias están en las casas de dos hombres diferentes, y ocurren en dos momentos diferentes. Dado que estos son de dos de los "Evangelios sinópticos", podemos suponer que siguen una línea de tiempo similar en la vida de Jesús. Los dos escritores simplemente registran dos eventos diferentes.

[24] Vea la discusión sobre la palabra "sozo" (capítulo 2- Hábito 1: Pensar, B., 9.).

[25] ¿Considera lo que le aportaría a un rey si pudiera aportar algo de gran valor?

[26] Referencia de bolsillo de aceites esenciales p5.

que viajaban habrían tenido tanto incienso como mirra con ellos, parece plausible pensar que sí.

- ¿Esto hace que las historias de la Biblia sean menos dramáticas, menos sobrenaturales? De ningún modo. En todo caso, hace que la experiencia de estas verdades sea más accesible. Acéptalo, a veces *iaomai* parece estar fuera del alcance; Sin embargo, *Therapeuo* está siempre a mano.[27]

- **Cuando Jesús envió a sus discípulos, los envió a sanar, mientras ponían sus manos sobre las personas con aceites.**

  - Marcos 6: 7-13 registra quizás la primera instancia de esto: "Después llamó a los doce, y comenzó a enviarlos de dos en dos; y les dio autoridad sobre los espíritus inmundos [...] Y echaban fuera muchos demonios, y ungían con aceite a muchos enfermos, y los sanaban".

  - El hermano menor de Jesús, Santiago, da las mismas instrucciones a los líderes de la iglesia primitiva: " ¿Está alguno enfermo entre vosotros? Llame a los ancianos de la iglesia, y oren por él, ungiéndole con aceite en el nombre del Señor" (Santiago 5:14 enfatiza el mío).

- **Parece que los aceites eran legítimos, aceites de fuerza completa, no aceites simbólicos.** Recuerde, cuando Jesús fue ungido con *Spikenard* (aceite de nardo), el

---

[27] Y, como discutimos anteriormente, incluso cuando llega un milagro, mantiene la curación caminando en *therapeuo*.

argumento estaba relacionado con el costo (ver Marcos 14: 1-9, Mateo 26: 1-13). El aceite usado para ungirlo valía el salario de un año de un trabajador común. Discutiremos la importancia de la calidad de los aceites utilizados en un momento.

- **Sabíamos que el cuerpo de Jesús, históricamente hablando, también había sido preparado para ser enterrado con aceites.** José de Arimatea y Nicodemo prepararon el cuerpo de Jesús para el entierro (Juan 19:39). Necesitaban una gran cantidad de aceites esenciales para hacer esto (alrededor de 100 litros o 75-100 libras). Esto valdría entre $150,000 y $200,000 en el entorno minorista de hoy, mostrando 1) su gran riqueza y 2) su gran reverencia por Jesús.

> CRISTO O CHRISTOS SIGNIFICA "UNGIDO". CUANDO LOS SACERDOTES Y REYES FUERON NOMBRADOS EN EL CARGO, FUERON UNGIDOS CON ACEITES ESENCIALES.

6. ¿Qué están asumiendo los escritores del Evangelio? Mucho sobre varios temas importantes:

- **Los autores de la Biblia simplemente suponen que conocemos algunos conceptos básicos de los aceites esenciales.** Hay cientos de referencias en toda la Biblia, lo que significa que los autores deben haber asumido que sabríamos a qué se hace referencia. ¡La verdad es que su audiencia inmediata sí lo sabía!

- **Así es simplemente como escribieron: hay muchas ideas predominantes que los autores de la Biblia nunca explican, simplemente asumiendo que sabremos de qué están hablando.**

Por ejemplo:

- *Crucifixión,* la pieza central del Nuevo Testamento, y el acto mismo al que señala la mayoría del Antiguo Testamento, nunca se

> ACÉPTALO, A VECES IAOMAI PARECE ESTAR FUERA DE ALCANCE; SIN EMBARGO, THERAPEUO ESTÁ SIEMPRE A MANO.

explica. Sin embargo, sigue siendo el punto focal de la Biblia y, realmente, de la historia humana.

- *Bautismo,* nunca se explica, por lo tanto, gran parte del desacuerdo a lo largo de la historia de la Iglesia sobre la forma correcta de bautizar a alguien.

- *Comunión-* o la "Cena del Señor", tampoco se explica realmente en detalle. De hecho, la forma en que practican la comunión en la Biblia parece radicalmente diferente de cómo lo hacemos. Parecen celebrarla con una comida completa (ver 1 Corintios 11).

- *La unción* aparece en toda la Biblia. Curiosamente, tampoco vemos muchos detalles sobre esto. (Por cierto, el acto nunca parece simbólico en la Escritura; parece que algo sucede realmente en el momento de la unción también).[28]

- Finalmente, **los *aceites esenciales*** aparecen en las Escrituras cientos de veces. Aunque alguien que vivía en los días de Jesús sabría a qué se referían los autores cuando se referían a los aceites (o cualquiera de los otros conceptos importantes enumerados anteriormente. crucifixión, bautismo, comunión, unción), generalmente no lo hacemos.

- **Algunas personas pueden argumentar que no tenían médicos, por lo que confiaron más en medios naturales:**

  - Puede ser cierto que, en parte. Creo que hoy nos apresuramos a los profesionales médicos debido a su fácil acceso. Si no fueran tan accesibles, podríamos asumir más responsabilidad en algunos asuntos de salud.

  - Curiosamente, "doctores" aparecen en la Biblia tres veces (ver Lucas 2:46, Lucas 5:17 y Hechos 5:34). En cada caso, escrito por Lucas (un

> HAY MUCHAS IDEAS PREDOMINANTES QUE LOS AUTORES DE LA BIBLIA NUNCA EXPLICAN, SIMPLEMENTE ASUMIENDO QUE SABREMOS DE QUÉ ESTÁN HABLANDO.

---

[28] Nos hemos confundido tanto sobre este tema que incluso hemos cambiado el nombre a ordenación en algunos círculos de la iglesia para simplemente "comenzar de nuevo" con un nuevo concepto.

médico, que a saberlo que sería un médico), la referencia es a "doctores de la ley", es decir, rabinos o maestros en lugar de practicantes de curación.

- Se ordenó a los médicos que prepararan el cuerpo de Jacob para el entierro (Génesis 50: 2). De esta historia, aprendemos que eran practicantes de aceites esenciales. Y, vemos a Lucas repetidamente refiriéndose al concepto de *therapeuo*. Tal vez hay un fuerte vínculo aquí.

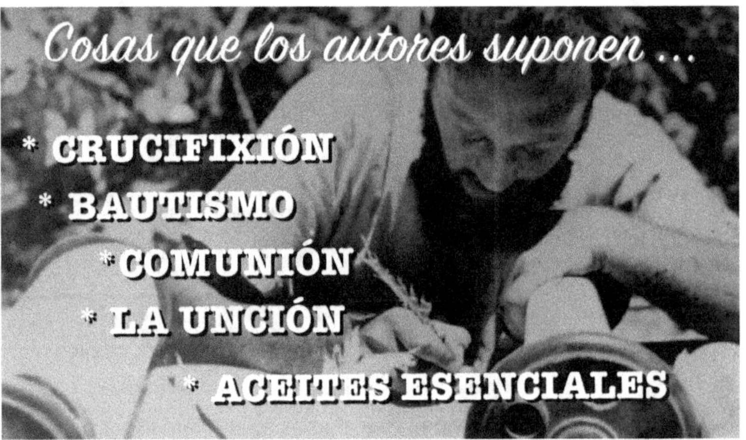

7. El poder curativo del tacto ... es antiguo y nuevo:

- Recuérdese,, Jesús tocó al leproso, aunque puede (y lo hace, en todo el Nuevo Testamento) sanarlo con solo una palabra. **Para una persona que ha experimentado aislamiento, el contacto humano es poderoso.**

-47-

CONTACTO FÍSICO

=UNA DE LAS FUERZAS HUMANAS MÁS PODEROSAS

- De hecho, **la ciencia moderna sugiere que el contacto humano es una de las fuerzas más poderosas:**

  - "Venimos equipados con la capacidad de enviar y recibir señales emocionales únicamente [al tacto]. En un experimento, los participantes comunicaron ocho emociones distintas: ira, miedo, asco, amor, gratitud, simpatía, felicidad y tristeza, con una precisión de hasta el 78 por ciento".[29]

  - "He sido testigo del poder del contacto humano para sanar, liberar, redimir y restaurar a las personas en mente, cuerpo y espíritu. El contacto amoroso tiene el poder de atraer al niño autista introvertido, hacer que un

---

[29] "The Power of Touch", de Rick Chillot, Psychology Today, publicado el 11 de marzo de 2015.

adolescente marginado se sienta amado y aceptado, o comunicar seguridad a una mujer maltratada. Un contacto humano saludable y amoroso nos recuerda nuestro valor e identidad dados por Dios ".[30]

- "Según los neurocientíficos, nuestros cerebros están programados para el contacto". El estudio citado en este artículo muestra que los "equipos más sensibles" (es decir, el baloncesto, el fútbol) se desempeñaron mejor que los equipos menos sensibles. Aparentemente, algo se transmite al chocarse las manos, los golpes de hombro y los golpes de puño, que son cuantificables.

- **Quizás tenga más sentido, ahora, que la imposición de manos casi siempre se menciona con curación** (esto también sucede en otros casos, cuando sucede algo poderoso, como la declaración de una nueva identidad o destino). De hecho, la imposición de manos, el tacto, se menciona de varias maneras poderosas a lo largo de las Escrituras. El tacto es tan importante que no se limita solo a la curación.

- **Observe las veces que vemos contacto, es decir, "imposición de manos", en la Biblia.**

  1. *Curación-*

     - Marcos 6: 5 (Las manos fueron puestas sobre las personas y fueron sanadas).

---

[30] Have We Forgotten The Power of Touch?""Por Nicole Watt, en Christianity Today, 6 de junio de 2014,

3. LA UNCIÓN

- Marcos 7:32 (La gente le ruega a Jesús que ponga las manos sobre un hombre sordo y mudo).

- Marcos 16: 17-18 (Jesús dice que sus seguidores pondrán las manos sobre los enfermos).

- Lucas 4:40 (Jesús puso las manos sobre las personas que le trajeron de toda la aldea, incluso hasta la noche).

2. *Impartir dones espirituales / poder sobrenatural para hacer algo*

- 1 Timoteo 5:22 (Pablo advierte a Timoteo que no ponga las manos sobre nuevos líderes demasiado pronto; en realidad les imparte algo de poder cuando lo hace).

- 1 Timoteo 4:14 (Los ancianos imparten dones a los demás que asumen roles de ministerio: ¿Sería esto como una unción? ¿Implicaba aceites?).

- Deuteronomio 34: 9 (Moisés le da a Josué sabiduría).

3. *Bendiciendo a la gente*- Marcos 10:16 (Jesús impuso sus manos sobre los niños y los bendijo).

4. *Impartiendo el Espíritu Santo* Hechos 8:17 (Pedro y Juan pusieron las manos sobre los samaritanos y el Espíritu Santo les fue impartido).

IMPOSICIÓN DE MANOS

* CURACIÓN

* REGALOS / PODER

* SANAR

* ESPÍRITU SANTO

- **Pregunta: ¿Fueron estos casos de "imposición de manos" simplemente casos en que las personas fueron tocadas por otro? ¿O funcionaron como los tiempos de una unción (que discutiremos en un momento), instancias donde *se produjo más que un simple toque?***

¿Nos está dando Santiago detalles sobre la imposición de manos (incluye aceites) que se habrían practicado comúnmente? Sabemos que cuando los reyes y los sacerdotes fueron ungidos, se usaron aceites. También sabemos que cuando Jesús envió a los discípulos a

> ¿FUNCIONARON COMO TIEMPOS DE UNCIÓN ... INSTANCIAS DONDE OCURRIÓ ALGO MÁS QUE UN SIMPLE TOQUE?

poner las manos sobre los enfermos, les indicó que usaran aceites. ¿Era esta la práctica común para cada uno de los versículos anteriores? ¿Es esto lo que esperaríamos ver si estuviéramos presentes en esos casos? Para la respuesta, echemos un vistazo más profundo a los aceites esenciales y cómo se usan.

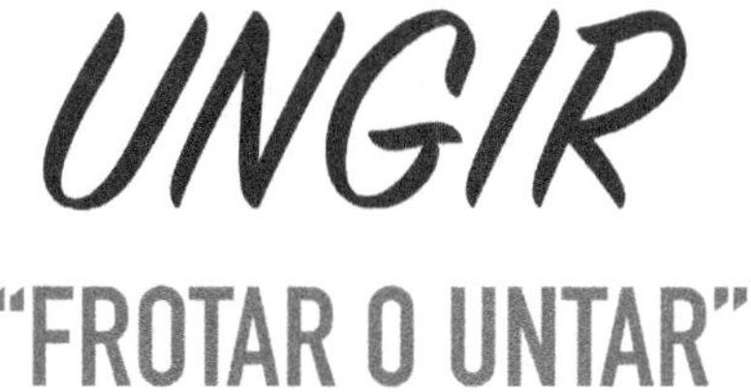

8. La calidad del aceite importa, particularmente cuándo comprendemos qué es realmente una unción bíblica:

- **Considere el contacto y los aceites involucrados en una unción bíblica:**

  - El toque fue más que un simple toque ligero.

    - Ungir significa "frotar" o "untar".[31]

    - "... las referencias bíblicas en Marcos y Santiago donde la curación se lleva a cabo con la oración, la imposición de manos y la unción con aceites ... el

---

[31]Los aceites curativos de la Biblia, p6.

significado bíblico de la palabra 'ungir' significa 'masajear o frotar con aceite'".[32]

- En otras palabras, el toque no era un simple toque más de lo que él bautismo significa "echar un poco de agua sobre alguien" (bautizo significa "sumergirse").

- Este es un tipo de contacto íntimo, completamente apropiado pero *conectar*.

- Una unción de cualquier tipo incluía con frecuencia una gran cantidad de aceite:

  - ¿Recuerda la cantidad "excesiva" de aceite que fluía por la barba de los sacerdotes, según Salmo 133: 2?

  - ¿Recuerda la cantidad de aceite usado en Jesús, cuando la mujer lo ungió (ver Mateo 26: 7, Marcos 14: 3)?

  - ¿Recuerda que Jesús realmente frotó el barro sobre los ojos de un ciego al ungirlo y ponerle las manos encima (Juan 9: 6)? Era suficiente suciedad y sustancia para hacer barro ...

- Una unción de cualquier tipo con frecuentemente incluía una gran cantidad de

---

[32] Los aceites curativos de la Biblia, p6., p xxiii.

aceite. Una unción podría ocurrir en la cabeza, los hombros, las manos o incluso los pies (como en el ejemplo de Jesús).[33]

- El toque, y el aceite, serían notables para cualquier espectador.[34]

- **El olor sería predominante ... así que considere el papel que juega el sistema límbico en este caso:**

    - Cuando respira, las moléculas de aceite se mueven a los conductos posteriores de la nariz, a la amígdala, la sede central del sistema límbico. "El sistema límbico gestiona el almacenamiento de todas tus experiencias emocionales". Es por eso que puede oler algo (hojas de otoño, pastel de manzana, etc.) y un recuerdo surge instantáneamente en su alma. Y es por eso que escuchar una determinada canción le transportará instantáneamente a un lugar y a un tiempo diferente ...

    - Notablemente, el sistema límbico responde a palabras, olores, sonidos ... todo aporte

---

[33] Para los que estén familiarizados con la técnica "la gota de lluvia", podría llamarse unción si aparece o está relacionada con las Escrituras / la oración.

[34] Varios versículos de la Biblia señalan que el Espíritu Santo cubre a las personas cuando las ungen. De algún modo, el aceite esencial sería similar. *Véase* Salmo 2:2, Lamentaciones 4:20, Ezequiel 28:14, Habacuc 3:13, Zacarías 4:14, Lucas 4:18, Hechos 4:27, Hechos 10:38, 2 Corintios 1:21, Juan 2:27.

sensorial, sin embargo, no tiene la capacidad de comunicarse con el lenguaje.[35]

- En otras palabras, **Al ungir a alguien con aceite, estamos haciendo mucho más que simplemente "tocarlo" físicamente.** Estamos:

  - Expresándoles que son importantes y amados a través del tacto. Y, ahora entendemos que se comunica mucho más a través del tacto de lo que podríamos haber imaginado.[36]

  - Les estamos ofreciendo algo útil para el cuerpo.

  - ¡Y esto es incluso antes de que hayamos orado! ¡En el próximo paso, invitaremos al poder sobrenatural de Dios para que haga su trabajo!

UNA UNCIÓN DE CUALQUIER TIPO INCLUÍA CON FRECUENCIA UNA GRAN CANTIDAD DE ACEITE.

  - En otras palabras, esto no es simbólico, como tampoco lo es el bautismo, la comunión y la imposición de manos. ¡Están sucediendo más de lo que vemos,

---

[35] Algunos puntos más sobre el sistema límbico: los sueños se originan en el sistema límbico. La comprensión espiritual ocurre en el sistema límbico, no la evaluación de hechos e información, sino la revelación y la intimidad. Es por eso que, a veces, es difícil comunicar un encuentro que has tenido con el Señor, y por qué "se cae" cuando intentas explicárselo a los demás. Las palabras no pueden hacerle justicia, porque el cerebro límbico tiene una capacidad tan grande como las palabras (re: revelación), mientras que simultáneamente no tiene capacidad para el lenguaje escrito o hablado.

[36] Revise "el poder curativo del tacto" anteriormente en el libro.

y esperamos que se manifiesten resultados físicos!

NO | * **BAUTISMO**
SIMBÓLICO | * **COMUNIÓN**
REAL | * **IMPOSICIÓN DE MANOS**
| * **LA UNCIÓN PARA SANAR**

- **Ahora, en este punto, te preguntarás: ¿Por qué no solo rezar?**

  - La oración y los aceites, y otras formas de terapia, en realidad trabajan juntos y se mejoran mutuamente. "Cada uno aumenta el poder del otro de tal manera que su capacidad combinada para sanar es mayor que la suma de los dos ... Cuando oramos por los aceites, sus frecuencias aumentan".[37]

---

[37] Los aceites curativos de la Biblia, p93.

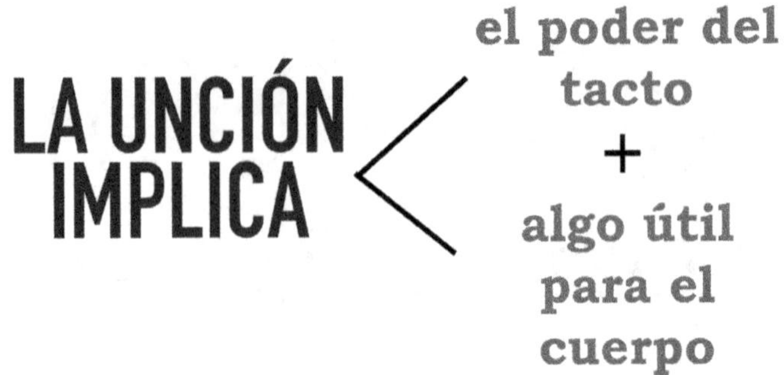
LA UNCIÓN IMPLICA
el poder del tacto
+
algo útil para el cuerpo

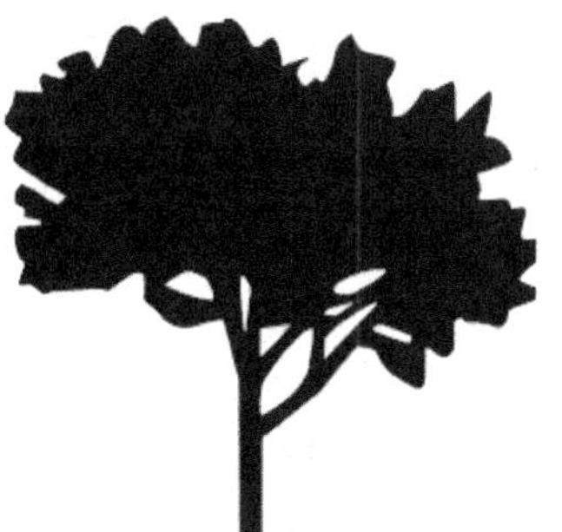

4. Los Aceites de la Escritura Antigua

LO QUE HACEN + LO QUE NECESITAS =
DIRECCIÓN A SEGUIR

"[…] ÉL COMENZÓ A ENVIARLOS DE DOS EN DOS, Y LES DIO PODER […] ASÍ QUE FUERON Y PREDICARON […] Y ECHARON MUCHOS DEMONIOS, Y UNGIERON CON ACEITE A MUCHOS ENFERMOS Y LOS SANARON" (MARCOS 6: 7,12 13).

"UNGES MI CABEZA CON ACEITE" (SALMO 23: 5).

1. Piensa en tu cuerpo y en lo que necesitas:

4. LOS ACEITES DE LA ESCRITURA ANTIGUA

- Antes de pasar por los aceites, quiero hacer un ejercicio rápido. **Tómese un momento y piense en su cuerpo y su salud, luego haga una lista de las áreas donde le gustaría ver un mayor bienestar y apoyo.**

- *¿Quieres experimentar:*

  - Una mejora en la digestión?

  - La función del sistema inmune?

  - Más salud mental?

  - Un mejor descanso?

  - Una mejora del estado de ánimo?

- Haga una lista de sus 3 prioridades principales y téngala en cuenta mientras discutimos los aceites:

  - _______________________________________

  - _______________________________________

  - _______________________________________

2. Ahora, revise los aceites de las Escrituras antiguas, y tome nota de cómo cualquiera de éstos puede satisfacer las necesidades que usted o alguien que conoce tiene. A continuación, los veremos en orden alfabético, para mayor facilidad:

> *Cubriendo 12 de 10 aceites*
>
> *Nota: cubriremos Galbanum y Spikenard, que se presentan en toda la Biblia pero no se encuentran en él kit Oils of Ancient Scripture de Young Living. Se pueden comprar por separado.*

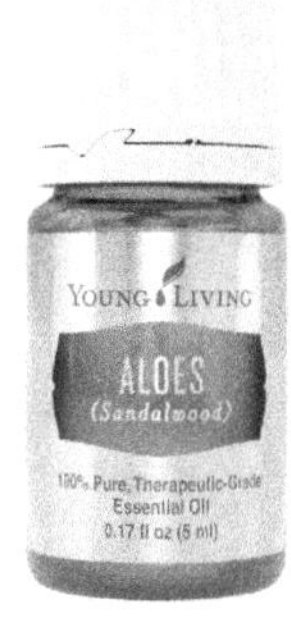

Aloes / Sándalo es un aceite de amor.

Nicodemo tomó el sándalo para preparar el cuerpo de Jesús para el entierro, junto con mirra (Juan 19:39). David escribe sobre prendas que están perfumadas con sándalo, alegrando a uno (Salmo 45: 8).

Algunas personas sugieren que el sándalo es compatible con el sistema inmunitario y el sistema linfático (el sistema linfático es el sistema circulatorio, que es vital para el sistema inmunitario).

Otros sugieren que el sándalo sirve como afrodisíaco natural, ya que funciona como una gran colonia para los hombres o como un soporte natural para el sistema reproductivo femenino.

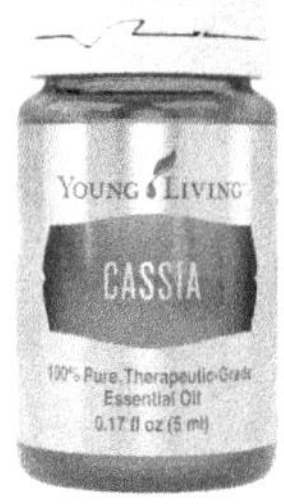

Cassia apoya el sistema inmune. Moisés incluyó esto como ingrediente en el aceite de la unción para los sacerdotes (Éxodo 30: 22f.). Esto cobra sentido cuando recordamos que los sacerdotes habrían sacrificado animales a diario y, por lo tanto, habrían estado expuestos a su sangre por cualquier impureza o enfermedad que llevaran.

También se cree que es un antifúngico, Cassia emana sentimientos edificantes. En otras palabras, se cree que ayuda emocionalmente generando eficiencia en el sistema inmunitario.

Vemos este aceite limpiador mencionado más de 50 veces en toda la Biblia.

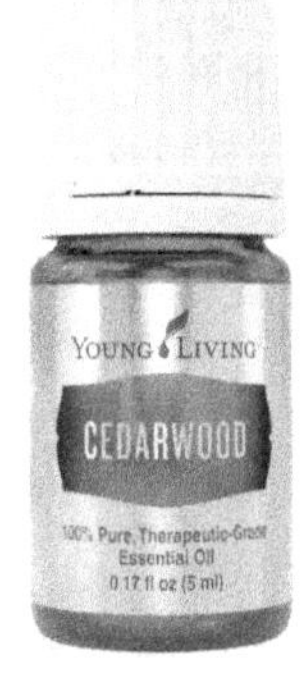

El aceite de Cedro aborda las necesidades de la mente. Las vigas de madera en el templo eran de este árbol (1 Reyes 4:33, Salmo 104: 16). Mencionado más de 25 veces en toda la Biblia, Cedarwood ayuda a esclarecer el pensamiento.

Las personas han usado Cedarwood para tratar los síntomas de TDAH y TDA, así como la pérdida de cabello y la falta de sueño.

Este aceite estimula la mente de manera positiva, y se cree que también facilita la limpieza y liberación emocional.

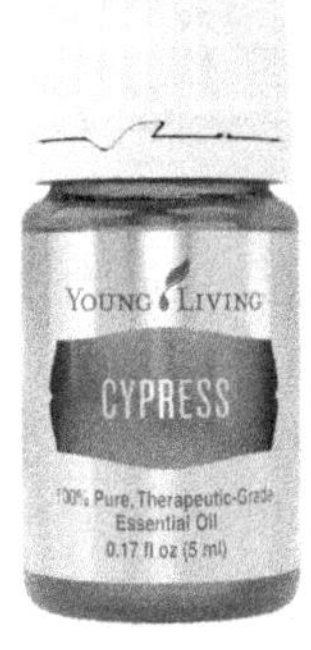

Ciprés, en griego, significa "vivir para siempre". Aprendemos del Antiguo Testamento que "Hiram había traído a Salomón madera de cedro y de ciprés" (1 Reyes 9:11).

La madera es fuerte y duradera: las puertas de la Catedral de San Pedro están construidas con cipreses y han permanecido intactas, sin signos de envejecimiento, durante 1200 años. Quizás es por eso que Dios le dio instrucciones a Noé para construir el Arca de ciprés. La tradición dice que la Cruz también estaba hecha de ciprés, creando la salvación eterna de la misma manera que el Arca de Noé facilitó la salvación temporal.

Ciprés puede mejorar la circulación, fortalecer los capilares sanguíneos y energizar los glóbulos blancos.

El ciprés se puede difundir para aliviar los sentimientos de pérdida, así como para brindar una sensación de alivio emocional. ¡En el Templo, Cedarwood ayudó a la cabeza, mientras que Ciprés apoyó el corazón!

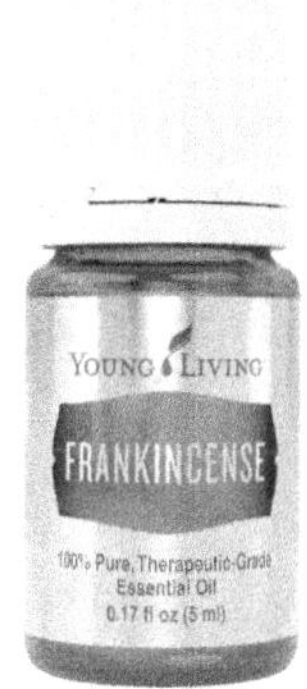

¡Quizás el mayor uso del Incienso es el estado de alerta espiritual! Extraído del árbol Boswellia, la palabra bíblica "incienso" se traduce como incienso. Entonces, muchas veces cuando leemos incienso, el autor probablemente se refiere a este aceite.

El incienso se usaba para ungir a los hijos de reyes recién nacidos en todo el Mundo Antiguo. Los egipcios creían que era bueno para todo, "desde la gota hasta la cabeza rota" (literalmente, todo, "desde la cabeza hasta los pies"). Esto explica por qué muchos sanadores en los días de Jesús llevaban incienso con ellos.

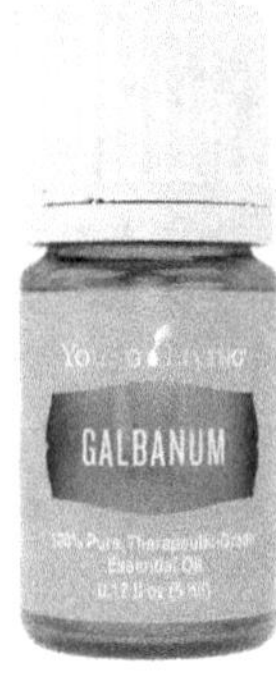

Gálbano rezuma gracia. De la misma manera que Jesús señaló: "No vine a llamar a justos, sino a pecadores ..." (Marcos 2:17), Galbanum es un aceite conocido por su capacidad para abordar cosas que están rotas o desequilibradas y traer restauración ...

Se sabe que el gálbano aborda los calambres, los abscesos, la indigestión, los dolores, las cicatrices y las arrugas. Galbanum también eleva el estado de ánimo y ayuda a una persona a sentirse completa y viva.

Quizás es por eso que Galbanum, como parte del Aceite de incienso, se difundió en el Templo durante el tiempo del sacrificio. La gente vería y percibiría la gracia en la acción.

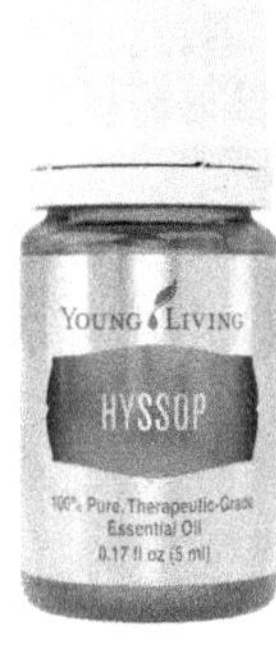

Hisopo significa "hierba santa" en hebreo. Santo significa, "reservado para el uso de Dios".

Se creía que él hisopo borraba los sentimientos de culpa y ansiedad ,y provocaba un sentimiento de unidad con Dios. Es por eso que David oró para que lo limpiaran con Hisopo después de cometer adulterio y asesinato (Salmo 51: 7).

Los antiguos también creían que el hisopo podía

alejar a los espíritus malignos, los pensamientos horribles y los sentimientos pecaminosos. Recuerde, la sangre del cordero de la Pascua estaba manchada con hisopo en los postes de las puertas (Éxodo

12:22), y le ofrecieron a Jesús un trago mientras estaba en la cruz con una rama de hisopo (Juan 19:29).

El hisopo se usaba para purificar los templos en el Mundo Antiguo. Esto es increíble, sí recordamos las Escrituras que dicen que ahora "vuestro cuerpo es el templo del Espíritu Santo" (1 Corintios 6:19).

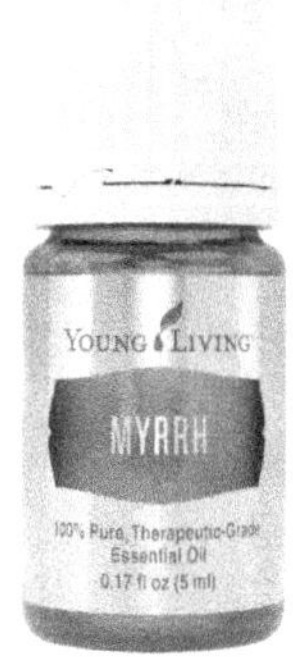

Mirra era muy apreciada por su capacidad para apoyar la piel sana. Los antiguos creían que la mirra ayudaba a la piel a eludir las infecciones, que ayudaba a revertir las estrías después de dar a luz y que al mismo tiempo era emocionalmente estimulante. Si María aplicaba mirra a la piel del niño Jesús, le habría relajado y calmado, unido al tacto de su cuerpo.

Esther trató su cuerpo con mirra durante 6 meses en preparación para su noche con el rey (Ester 2:12). Incluyendo su historia, vemos que la mirra aparece más de 150 veces en la Biblia.

Vemos mirra en la Santa Incienso (ver Éxodo 30: 23,34). Como "fijador" la mirra ayuda a otros aceites a mantener sus efectos de un modo más duradero y fuerte,- Lo que ayudaría ya que el incienso ardía las 24 horas del día..

-64-

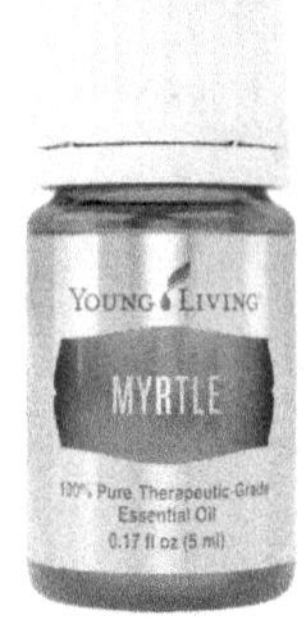

Mirto es especialmente beneficioso en el sistema respiratorio- la garganta, los pulmones, la nariz ...

Se cree que los cantantes en el templo de Salomón ungían sus gargantas con mirto. Los médicos creen ahora que este aceite esencial ayuda a acabar con la mucosidad en las cuerdas vocales y permite un mejor flujo de aire. Por cierto, el nombre de Esther es Mirto (Hadassah), ya que le cambiaron el nombre en el harem.

Isaías 55:13 nos dice que, en lugar de espinas, crecerá Mirto. En lugar de ser ahogado, el pueblo de Dios será capaz de espiritualmente- y físicamente- ¡respirar!

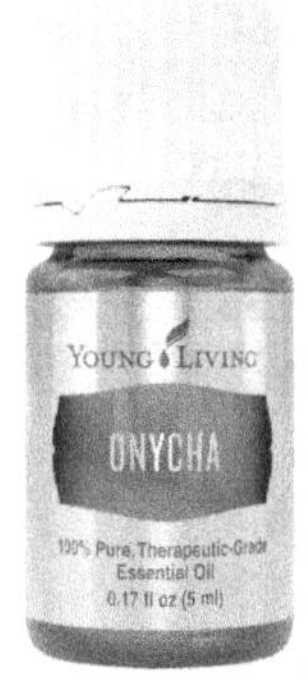

Onycha es un aceite curativo. Parte del aceite de la unción al que se hace referencia en Éxodo 30:34, el onycha se usó para tratar heridas abiertas, se frotó sobre el estómago para aliviar dolores y se usó para estimular los sentidos. Este es un aceite más espeso que casi se siente como un gel.

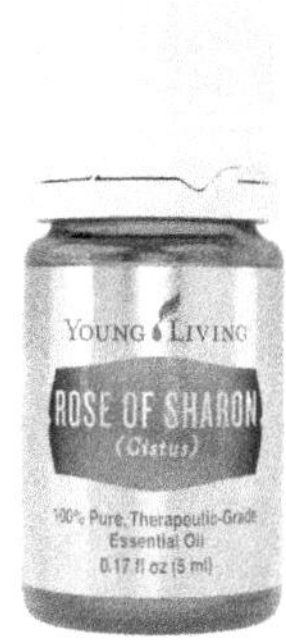

Rosa de Sarón (Estepa) denota paz, descanso y refugio. Este aceite proviene de una gran flor blanca que se encuentra en las fértiles llanuras entre Jaffa y el Monte Carmelo en Israel (a veces conocida como la Rosa de Sarón). En otras palabras, en medio del telón de fondo de un desierto, es un oasis.

La Rosa de Sarón puede promover la salud emocional y brindar una sensación de estabilidad. Además, también puede promover la estabilidad física en todo el cuerpo; se sabe que las personas usan estepa para aliviar los temblores y / o dolores de artritis.

La esposa de Salomón proclamó que ella era su Rosa de Sarón (Canción de Salomón 2: 1). Ella era su refugio, su oasis.

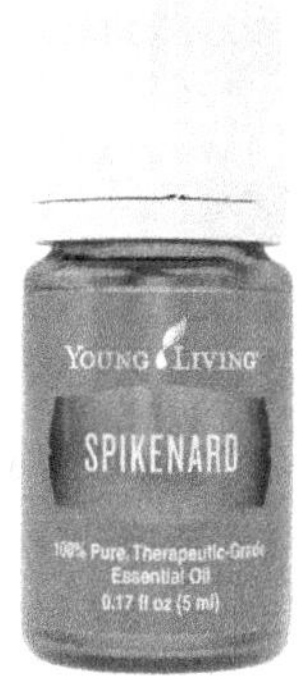

Nardo reduce la tensión nerviosa y alivia. Este es el aceite usado para ungir a Jesús, al comienzo de su misterio y justo antes de enfrentar la cruz (ver Juan 12: 3f. Y Mateo 26: 7f.). El aceite reduce la ansiedad, alivia las náuseas y aplaca la tensión nerviosa.

La canción de Salomón habla de la mesa en su casa que huele a nardo (1:12). De hecho, este aceite era muy apreciado en el Mundo Antiguo. ¡Recuerde que la objeción que Judas tuvo a la unción fue que el costo del aceite ascendía ¡Al salario de un año!

Paz, Oasis / Refugio
Cistus / Rosa de Sharon

Respirar
Mirto
Soporte espiritual
Incienso

Libertad Espiritual / Aceptación
Hisopo

Corazón: Físico y Emocional
Ciprés

Gracia, Estabilidad
Gálbano

La mente, La claridad, La capacidad de aprender
Madera de cedro

Apoyo Emocional, Ansiedad, Náuseas
Nardo

Amor, Afecto o Romance
Aloes / Sándalo

Piel
Mirra

Sanar Físicamente
Onycha

Soporte Inmune
Casia

Apoyando a Therapeuo con los aceites de las Escrituras

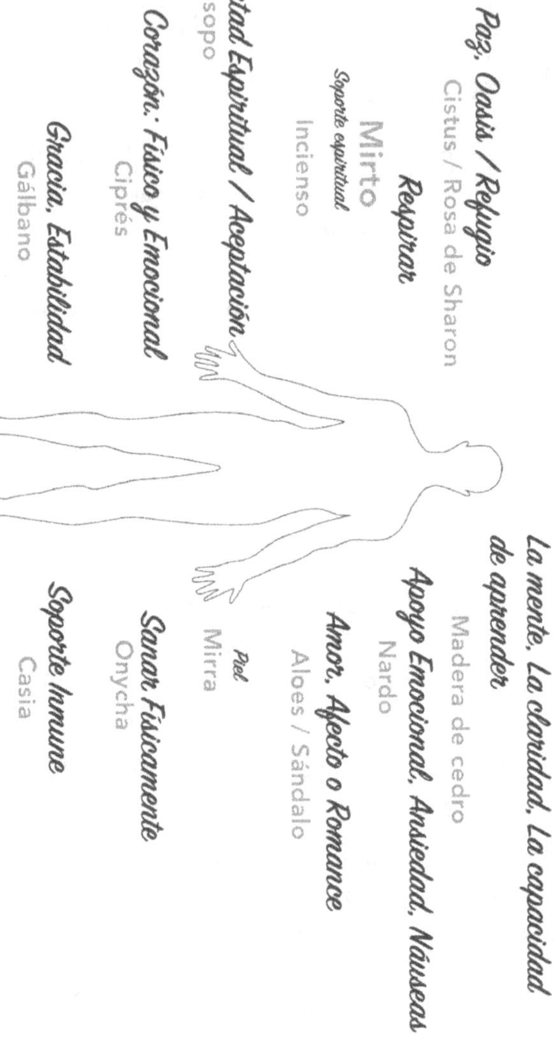

3. Observe cómo ayuda a la persona en todos los aspectos:

- Los aceites abordan las necesidades físicas, emocionales y espirituales de la persona total.

- Dios se preocupa, entonces, de la persona en todos los aspectos: cuerpo, alma y espíritu.

4. Haga una pausa y tome notas de lo que pueda necesitar:

- _______________________________________

- _______________________________________

- _______________________________________

- _______________________________________

5. Una vez que comprenda los propósitos de los aceites, probablemente comenzará a reconocerlos en toda la Biblia:

- **Hay algunos lugares donde vemos los aceites de las Escrituras juntos.** Veamos algunos de esos ejemplos. Puede estudiar otros por su cuenta.

- **Para nuestros propósitos en este libro de trabajo, veremos el incienso sagrado (Éxodo 30: 34-36), el** protocolo para limpiar a los leprosos (Levítico 14) y el nacimiento de Jesús.

INCIENSO SAGRADO

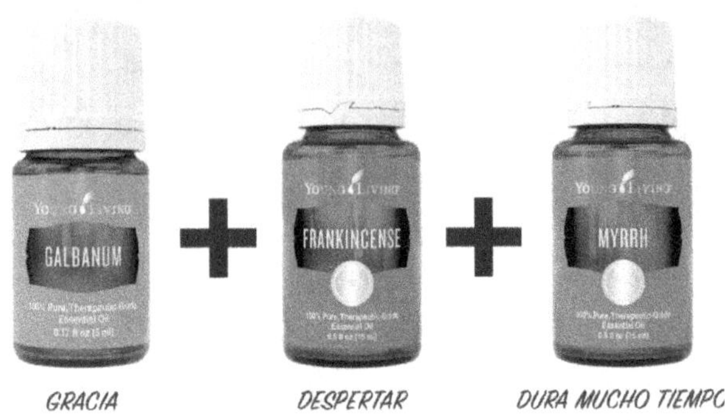

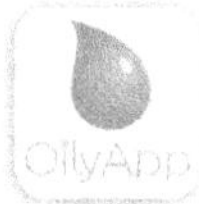

OilyApp.com- para iOS + Android. Descargue para gráficos + videos + una guía de referencia en su teléfono. Aprobado por Young Living. 100% de conformidad, 200% increíble.

Observe como cada uno de estos aceites "encajan" para formar una mezcla perfecta para el templo. Primero, vemos la gracia en acción (Gálbano). Y, vemos la presencia de la curación (Onycha), junto con el despertar espiritual (incienso). Esto se parece mucho a sozo, la tercera palabra para curación que aprendimos anteriormente. Además, la mirra eleva y magnifica las cualidades de todos los demás aceites, y se caracteriza por su capacidad de brindar paz y tranquilidad al cuerpo, al alma y al espíritu.

Recuerde, hoy, usted es el templo (1 Corintios 6:19). Este es el mismo combo de poder que reside en usted: Gracia, Curación, Despertar Espiritual y Paz Duradera.

LEPROSOS DE LIMPIEZA

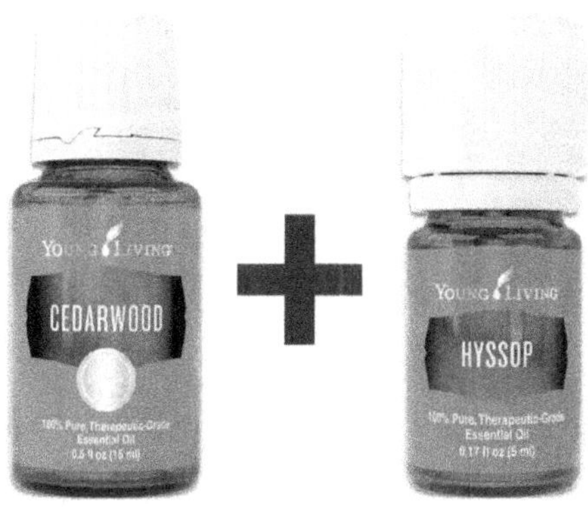

CLARIDAD MENTAL   LIMPIO DE CULPA + VERGÜENZA

OilyApp.com- para iOS + Android. Descargue para gráficos + videos + una guía de referencia en su teléfono. Young Living aprobó. 100% de conformidad, 200% increíble.

Observe dos de los aceites utilizados para ungir leprosos. Vemos que se les dio una mente renovada (madera de cedro), que vería la realidad de manera diferente. Y, fueron limpiados de la vieja culpa y vergüenza asociadas con su enfermedad (hisopo). Muchos estudiosos del Nuevo Testamento creen que la lepra es un "tipo" (leer: presagiar) de pecado, ya que el pecado nos separa de los demás, trae su estigma y condena, y se convierte en nuestra identidad. ¡Sin embargo, se nos da una mente renovada (Romanos 12: 1-2) y estamos completamente lImplos!

NACIMIENTO DE JESÚS

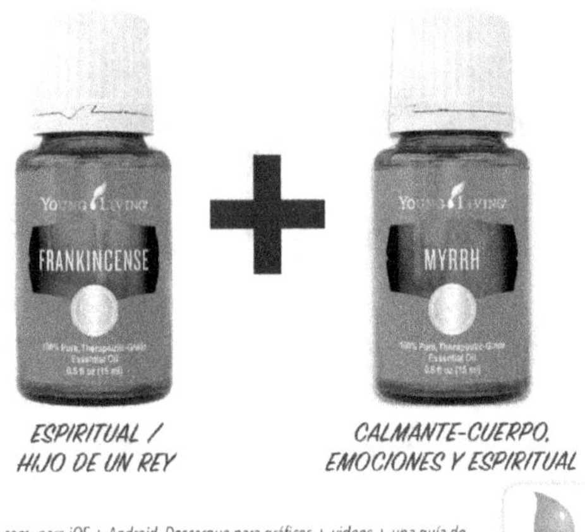

ESPIRITUAL /
HIJO DE UN REY

CALMANTE-CUERPO,
EMOCIONES Y ESPIRITUAL

OilyApp.com- para iOS + Android. Descargue para gráficos + videos + una guía de referencia en su teléfono. Young Living aprobó. 100% de conformidad, 200% increíble.

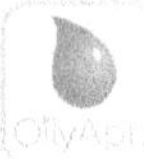

El nacimiento de Jesús se destaca por los dones únicos que los magos le trajeron. Uno era el mismo aceite usado para ungir a todos los hijos de reyes recién nacidos en el Mundo Antiguo, y era el "ir a" para la curación (incienso). El otro trae paz y consuelo al cuerpo, alma y espíritu (mirra). ¿No es esto lo que Jesús vino a hacer?

* **Próximos Pasos**

Ahora, necesita adquirir las herramientas para comenzar. Le sugerimos que solicite el Kit de Inicio Premium de Young Living (es un kit increíble, ¡viene con 12 aceites esenciales, un difusor y varios artículos más!). Con el tiempo, también querrá el paquete de los Doce Aceites de las Escrituras Antiguas.

Si puede adquirirlos al mismo tiempo, ¡hágalo! De lo contrario, solicite el Kit de Inicio Premium de inmediato y establezca un pedido de Recompensas Esenciales para que los Aceites de las Escrituras Antiguas lleguen a usted el próximo mes.

(Essential Rewards es un programa sin compromiso y sin contrato que le brinda envío con descuento y puntos de devolución que puede usar para productos gratuitos. No compramos nada a menos que lo hagamos en este programa, ¡nos encantan las cosas gratis!).

KIT DE INICIO PREMIUM

4 ACEITES
8 MEZCLAS
DIFUSOR
OTRAS BONIFICACIONES

Si está esperando obtener los Aceites de las Escrituras Antiguas (primero querrá pedir el otro kit, para que reciba el 24% de descuento en el kit doce aceites), colóquelo en Essential Rewards ahora y se enviará en aproximadamente 30 días, dándole tiempo para aprender el primer conjunto de aceites. (¡Al realizar el pedido en Essential Rewards, gana puntos para futuros productos gratuitos!)

Para hacer su pedido, consulte con la persona que le dio este material si es un distribuidor de negocios con Young Living Essential Oils.

Si no son distribuidores o si encontró esta información por su cuenta, vaya a facebook.com/OilyApp y envíe un PM, o conéctese a través de Instagram @OilyApp.

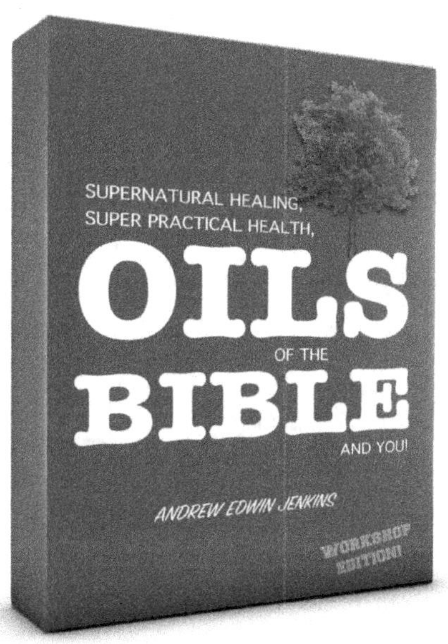

¿QUIERE APRENDER MÁS SOBRE LOS ACEITES DE LAS ESCRITURAS ANTIGUAS Y CÓMO PUEDEN AYUDARLE A VIVIR MEJOR AHORA?

Vaya a www.TheHealingWorkshop.info o busque el libro Oils of the Bible en Amazon.

Hay cientos de referencias a los aceites en toda la Biblia. De hecho, una vez que lo "vea", se preguntará cómo se lo perdió durante tanto tiempo. ¡Los vemos mencionados más que el bautismo + la comunión combinados!

Sin embargo, rara vez los vemos discutidos en un entorno de "iglesia".

¿Por qué los magos trajeron a Jesús oro, incienso y mirra?

¿Y qué quiso decir Jesús cuando les dijo a los discípulos que fueran "a ungir con aceite y sanar" y luego, cuando dijo que el Reino ahora estaba presente?

¿Y cómo encajan los milagros con la salud?

Quiero decir, si Jesús sanó a todos (que lo hizo) y si dijo que haríamos cosas más grandes que lo que hizo, entonces ¿por qué no están todos sanos hoy?

Si usted...

NECESITA ADQUIRIR LAS HERRAMIENTAS PARA COMENZAR.

- Cree que el poder sanador está disponible hoy y siente que Dios se ha aprovechado para compartir su abundancia y provisión con otros ...

- Quiere un proceso paso a paso respaldado por la Biblia, la historia y la ciencia ...

- Me encantaría darle opciones a usted y a las personas que ama cuando los milagros parecen estar fuera de su alcance ...

- Piensa que experimentar el corazón del Padre sería divertido y estimulante ...

- ¡Solo necesita algunas opciones usted mismo!

¡Entonces este libro es solo para usted!

* OilyApp+

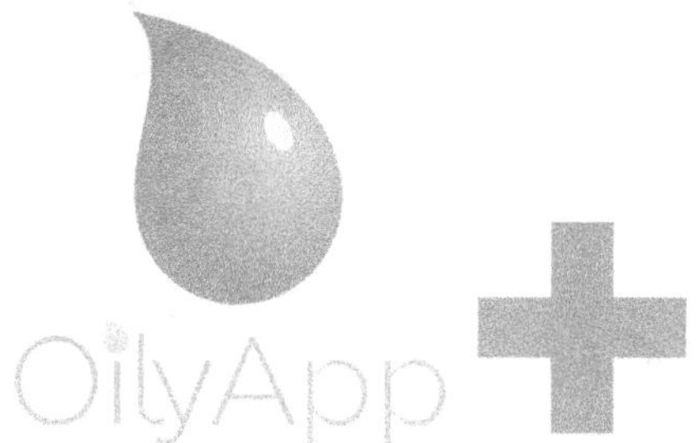

¿Quiere ver los videos de este manual? ¿Y otros videos?

¡Oily App plus fue creado para usted!

OilyApp + es un servicio mensual de membresía / suscripción basado en la web, que le proporciona cada uno de los siguientes servicios:

- Una clase mensual, que incluye un manual descargable. Y los videos del material de este libro.

- ¡Gráficos para que coincida con la clase!

- Videos de 60 segundos para revisar cada uno de los productos mencionados en la clase.

- Acceso a los líderes de Diamond + y consejos para construir negocios

¡Aquí hay una inmersión más profunda en cada una de estas características!

CLASES

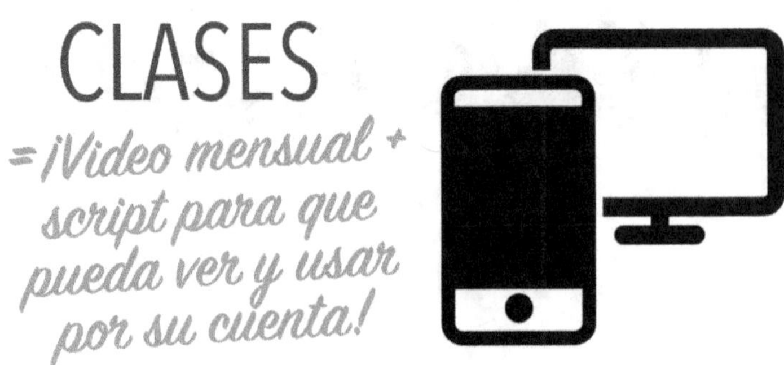

Característica mensual # 1 = ¡Una clase en línea que puede usar para alentar, equipar y capacitar a su equipo!

Todos los meses, generalmente la segunda semana del mes, enseñamos una clase. Aquí es donde se pone bien ... Los suscriptores de OilyApp + reciben acceso para siempre a la grabación de esa clase, ASÍ COMO EL PDF o manual descargable que usamos.

¡Únase a la clase simplemente para aprender, o aproveche la información pasándola a otros!

GRÁFICOS

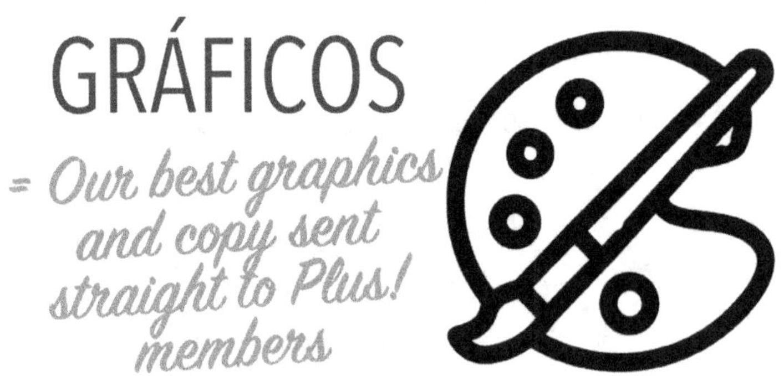

Característica mensual # 2 = ¡Nuestros mejores gráficos disponibles para descargar y compartir!

Hemos extraído los mejores gráficos y publicaciones de varias imágenes de nuestras publicaciones de Instagram y los hemos colocado dónde puede descargarlos, luego reutilizarlos para compartir con los clientes potenciales y hacer crecer su negocio. Y, hemos incluido nuestra copia magnética en los archivos. Úselo, edítelo, lo que sea, está ahí para usted.

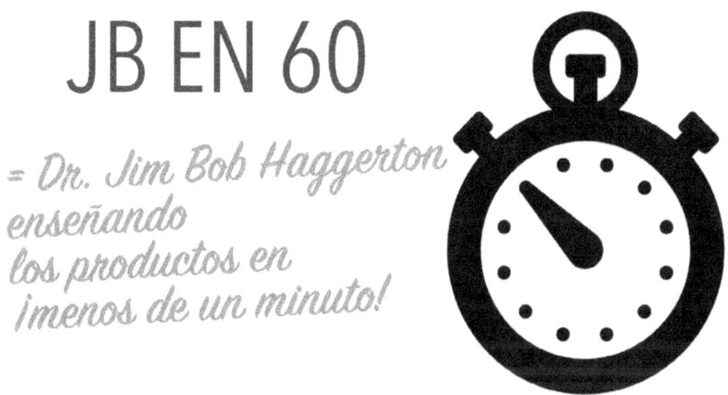

Característica mensual # 3 = ¿ Le gustaría que el Dr. Jim Bob Haggerton le enseñe acerca de los productos? ¡Hecho!

Específicamente, lo hará en 60 segundos o menos. Independientemente de los productos que revisemos en nuestra clase, ya sean los aceites de la Biblia, el PSK, los suplementos básicos ... ¡él le dará una descripción general de 60 segundos de cada uno!

CONSEJOS DE BIZ

= Videos + más para alentarlo, equiparlo y capacitarlo para crecer

Característica mensual # 4 = ¡Una videollamada grabada con uno de los principales líderes de Young Living! ¿Le gustaría saber cómo un Royal Crown Diamond alcanzó el rango más alto sin haber organizado una clase, simplemente trabajando a través de las redes sociales? O, ¿Le gustaría saber cómo lo hizo otro SIN las redes sociales?

¿Qué pasa con el aprendizaje del liderazgo, el equilibrio entre el trabajo y la familia, ganar impulso o encontrar su pasión por los demás? Cada mes nosotros presentamos una conferencia grabada de uno de los principales líderes que enseñan desde su timonera única.

LÍDERES

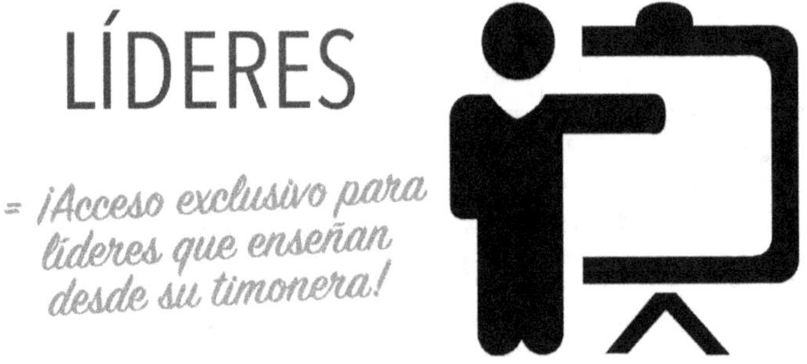

= ¡Acceso exclusivo para líderes que enseñan desde su timonera!

Característica mensual # 5 = ¡Videos adicionales y otras herramientas que hemos creado para hacer que el negocio sea súper simple y agradablemente práctico!

No soñaría con ir a trabajar a alguna parte sin entender cómo le pagan, y qué puede hacer para aprovechar al máximo su tiempo. De alguna manera, nos topamos con el mercadeo en red y olvidamos dar un paso atrás y hacer esas mismas preguntas.

¡Cada mes, publicaremos un recurso sobre el plan de compensación, sobre la enseñanza del negocio o algún otro aspecto que lo aliente, equipe y capacite a USTED para alcanzar su potencial!

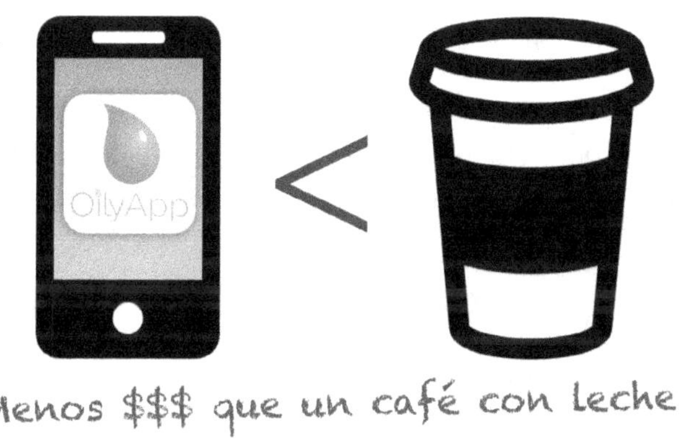

Menos $$$ que un café con leche

Puede encontrar todo esto en nuestro sitio web: www.OilyApp.com.

Y es asequible. De hecho, ¡todo te cuesta menos que un café con leche!

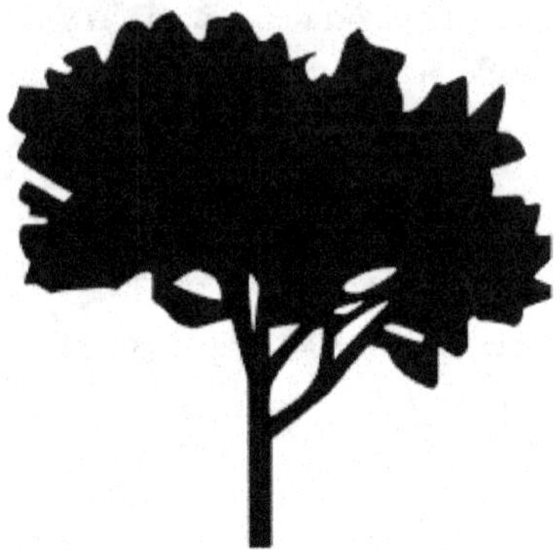

En este libro (y los videos) hablamos sobre milagros, oraciones y salud natural, todo en la misma sesión. Algunas personas piensan que elegir una es negar la otra o viceversa. Hemos aprendido que cada una de estas cosas funciona juntas.

Encontrará que este libro es muy informativo y muy práctico. Y sacamos historias de la Biblia y le mostramos los aceites que usaron, y por qué...

También le mostraremos cosas como ...

- El hombre con mayor probabilidad de hablar sobre el poder del Espíritu Santo (Lucas) también era médico. Y, el tipo que curó a un montón de personas (Pablo), también le enseñó a la gente cómo estar bien ...

- Cuando Jesús envió a los discípulos, no solo los capacitó para realizar milagros, sino que también les pidió enseñar a las personas cómo ser + vivir bien.

Y hablaremos de temas poco frecuentes, como la unción, la imposición de manos y otras cosas que a menudo pasamos por alto.